「断薬」のススメ

薬の毒を卒業するたった一つの方法

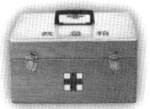

はじめに

私は医者である。それは資格上であり、たしかに国家試験もパスしいろいろな病院で勤務もし、開業してさまざまな経験もしてきた。開業すれば小金が入ってくることもよく知っていたし、現在私が様々な活動をして反応する人が増えているのも、私が医者であることに起因していることは知っている。しかし私は医者という職業が非常に嫌いである。それは営業的な意味ではなく本当に本質的に嫌いである。

なぜなのか。それは一つには私の親が医者であったことも関係するだろうが、他書にも書いたように、元々医者になりたかったわけではなく文系の考古学志望だったことがあるだろう。ごく単純に自分の知的興味は人体や病気などというものよりも、歴史や社会や経済や人間関係のほうに向いていたと思う。しかし、親からは「考古学では食べていけない」と言われ、進学校に入っていたのでたいした勉強もせずに医学部に入った。成績の良い進学校に行っている人ならわかるだろうが、授業が早いうちから受験対策なため、特別な受験勉強をせずともそこそこの大学には入れるようになっている。

だから人を助けたいなんて気持ちは毛頭なかった。医者になる目的は安定した生活と金をそこそこ稼ぐためでしかなかった。しかし医療業界ではそれがふつうであることも確かだ。医者の中で人を助けたいとか考えている者はただの一人もいないと私は断言できる。そういう嘘つきがもしいたら私の前に連れてきてみればよい。すぐに化けの皮をはがすことが出来るだろう。そんな考えの私だったので医学部の授業など一度も行ったことはなく、大学時代はひたすらに遊び、スポーツであるアイスホッケーに熱中するのみだった。

そして私はただ医者が嫌いなだけでなく心の底から人間嫌いである。いわゆる他書で書いている虚無主義（ニヒリスト）というやつだが、それは行動の形態が変わった現在でも受け継がれている。まるでいまや医療界の闇を暴く反逆児であり革命児であるかのようにいわれているが、実際には私は研修医のころから、臨床医も研究医も教授もアホの極みだと思っていた。そしてそれ以上に患者も患者の家族も金を貢ぎに来るアホの極みだとしか思っていなかった。患者や患者の家族はまさに薬物中毒のジャンキーであり、薬をやめても重度の依存症だとしか思っていなかったのである。

その後、紆余曲折があって、精神薬の薬漬け問題に足を突っ込んでしまうことになったが、毒親たちの醜さをみせつけられてその活動もやめてしまった。そして4年半から4年くらい前に何人かの人々と会うことが、私の意識に影響を与えることとなった。私は自分がやってきた医療や食やその他に関する行動、そしてその認識が根本から間違っていることを悟らざるを得なかった。一秒ですべての自分の認識はオセロを返すようにひっくりがえり、世界というものは全く違う姿として私の目に映るようになった。いまでも私の目に映るのはまるで映画マトリックスのネオがこの世界をコードで見ているような、映画ルーシーが数字の羅列でこの世界を見ているような、そんな錯覚（錯覚ではない？）に襲われるのもまた興味深いことである。

しかし私は人を治療するという行為は今でも嫌いだ。もう心の底から嫌いである。それはもちろん治療することのおこがましさもあるのだが、やはり単純に人間嫌いであり患者嫌いでありジャンキー嫌いだからだろう。患者のなんでもやってくれというクズっぷりをみるだけで、彼らが自分を理解してほしくていろいろな相談を持ちかけてくるだけで、本当に吐き気がする。彼らは医者がそういう仕事であり自分たちのことを解決してくれるのが当たり前と錯覚し、それが自分たちの権利であるかのように装うが、この世界を本当に見据えているものはそれこそが錯覚であることを知っている。人々はすべて奴隷でありながら、自分たちには権利があると錯覚しているようだ。

現代医学の否定活動はやりだして7年半くらいが経過した。本気で活動と呼べるほど活動をしだしたのは3年半くらい前からである。そのころからいろんな人と会い著書も書き続け、Ｆａｃｅｂｏｏｋで日本一悪名高い医者になり、全国で講演してきた。クリニックも移転し、薬をやめるための、薬を使わないためのクリニックを立ち上げ、薬害研究センターというＮＰＯ法人を作った。「医学界の反逆児」「日本一有名な医者」「陰謀論者の医者」「日本一クレームが多いクリニック」などと言われながら、それでもてきとーに診療をこなしている。しかしもうすぐその生活はまた変化することになりそうだ。

さて、前置きが長くなってしまったがそんな人間がなぜこの本を書くのか、というのがこの「はじめに」のテーマである。その理由は繰り返すが私が治療したくないということだ。そうではなくこの世界には本質的に治療したいと願っている人がたくさんいる。私より治療が上手な人もいるだろうし、私は治療など上手になりたくないのだ。カウンセリングもセッションも手技も何も上手くなりたくない。だからこの本は人々が自分で治せるようにという思いと、ほかの治療者がもっと活躍できるようにという思いを込めて書くことにした。「私のところに来るな、本当に治療したいんだったらあっちのほうへ行け。」と言いたいのである。

そう考えるもっと深い理由は「おわりに」に続けて書きたいと思うが、この本はそういう意図があってのものであることは知っておいたほうがよい。この本を読む人は医療にどんな形であれ関わっている人であろうが、この本はあなたを救う本ではない。あなたがこの本をどう活用するかはあなた次第であり、それに対して私は責任など微塵(みじん)もとる気がない中で書いている。なぜなら私はあなた方人間と医療関係者と患者と家族を、心の底から軽蔑(けいべつ)しているからである。そしてそういう観点の人間だからこそ、一部の改革派医師のような中途半端な内容のものは書いていないと、この点だけは自負しているつもりである。

では編集協力していただいた粕谷義和氏と、最後にいつもどおり私を助け気づかせてくれた、妻と娘に感謝の言葉を述べて「はじめに」としたい。

内海聡

もくじ

第1章 断薬するためには発想の転換が必要だ

第2章　精神医学に頼らず心の病に対処する

第3章　社会には断薬を妨げる毒がある

第4章 抗がん剤治療はこんなに危険

第5章 ワクチンには問題が多すぎる

第6章　本当に怖い「身の回りの薬」

第1章

断薬するためには発想の転換が必要だ

自分で病気を治す決意をしっかり持とう！

なぜ薬をやめて病院を卒業しなければいけないのか

私は現代医学の問題を拙著『医学不要論』などで示してきました。その詳細は譲りますがこの本を手に取る方は多くが患者か、その家族か友人という方が多かろうと推測します。みな治りたい、治したいと思っていることでしょうし、その気持ち自体は否定しません。しかしすでに自分たちが詐欺られたカモであり、奴隷中の奴隷であるということには気づいてない人がほとんどです。

本書ではすべての理論は説明せず、かいつまんだ説明のみとし、体験談や考え方を主として紹介していきます。その方法論にはさまざまなものがあって、これでなければならないというものはありません。そのことは本書で順次出てくることと思います。

まず知っておかねばならないこと、それは薬はすべて対症療法（＝アロパシー）でしかないということです。対症療法とは、表面的な症状を化学的薬物などで抑え込むか、和らげることを目的にした治療法であり、姑息的療法とも呼ばれています。ですから、治すということを前提に作られている薬は、西洋医学の中には本質的に存在しません。

みなさんが飲んでいる西洋医学の薬は〝すべて毒〟です。アロパシー医学というのは、その場が良くなったように見せかけることはできますが、すべて根本的に治しているものは存在しません。それが、現代西洋医学の本当の正体です。対症療法で使う薬は、毒とは書いていませんが、結局は毒なのです。良くなっているように見えても、実際は毒で抑えつけているだけです。結局、新たな依存を作り出しているだけで治癒していません。先延ばしになっているだけの話なのです。

そうではなく本質的に治るとはその病気に対して何も飲まなくても、何も特別なことをしなくてもすむ状態のことであり、当然ながら病院に行くこともセラピストにかかることもすべて不要となった状態です。ではこの本を取ったあなたやそのご家族は治っているでしょうか？　この本は本当に治って薬を卒業するということのヒントを提供するために存在するのです。

禁断症状とは何か

さて、本題に入る前に認識していただきたいことがあります。それは、「禁断症状」という言葉についてです。同様の意味で、「離脱症状」「退薬症状」などと表現をする人もいますが、間違ってもこの二つの言葉は使用しないでください。なぜならば、「離脱症状」と「退薬症状」は精神医学界や製薬会社が、向精神薬などのイメージをソフトにするために言い方を変えただけだからです。現代の西洋薬をやめるとき、ほとんどの場合この「禁断症状」が出るということを押さえておかなければ、その西洋薬をやめることはできないのです。

知識としては「禁断症状」と「後遺症」という言葉を理解できれば、大筋を間違えることはありません。

実は、医学界も製薬業界も治すことを前提に薬を作る気がまったくありません。特に慢性病の場合はすべてそうと断言することが出来ます。例えば、向精神薬やステロイド、免疫抑制剤、降圧剤などすべてが対症療法のための薬です。抑えつけるだけで一生飲み続けなければなりません。鎮痛薬(ちんつうやく)やアレルギーの薬もすべて同じです。根本的に治癒させるという目的は一切持っていません。

薬を飲んでいると、もしかしたら最初は快方に向かっているように錯覚する人もいるでしょう。しかし、表面的に抑えるだけなので、大概は副作用に負けて、最終的にはろくでもない状態になるのが落ちです。対症療法の薬というのは、もとを治していないので、どんどん依存していくようになるわけです。

例えば、脳であれ内臓であれ、すべてその薬なしでは過ごせないように支配されていきます。具体的に言えば、ホルモンが分泌されなくなったり、脳のさまざまなレセプター(細胞膜の外側物質と特異的に結合する物質)の状態が変わったりして、薬という名のドラッグなしでは生きていけないからだになるのです。結果として、永久的に薬漬けの人生を送ることになります。

そもそも、西洋医学の薬は慢性病や現代病には必要ありません。必要ないどころか、救急で命の危険に陥(おちい)ったとき以外、すべて無駄であるということは基本中の基本なのです。

摂取し続けていると、からだが薬に支配されるようになります。したがって、からだは徐々に壊れていきます。薬物を慢性的に摂取していた人が中断したときに起こす精神・身体を「禁断症状」と呼びます。

ですから、対症療法をしていると、からだのレセプターが変化したりしますので、薬なしでは健康状態のホルモンが産生できなくなります。つまり、生涯的に薬で補填していかなければならない状態になるということです。それが依存状態です。

依存状態で薬をやめてしまうと、逆に今までのホルモンなどが補充されなくなります。そうすることにより、からだは異常な状態についていけなくなり、禁断症状を起こします。禁断症状が出れば心身ともに辛いので、薬を使うようになります。その繰り返しです。

結果的に、ますます依存症になり、薬なしでは生きていけなくなります。そうなると、再び副作用が溜まりドツボにはまります。ですから、からだがボロボロになる前にやめなければならないのです。やめたくない人はやめなくても良いですが……必ずからだは破壊されます。

先々、薬物を摂取し続けていれば、どんな薬であっても必ず悪くなっていきます。そして別の症状が生じます。その別のなにかしらの副作用というか、病気のようなものが出てきても、原因が薬の影響だということにほとんどの人は気づいていません。

例えば、食べ物でも非常に強い禁断症状を出すものがあります。特に、砂糖ものは典型です。このようなことが理解できていないと、社会毒を抜くことは決してできません。禁断症状というのは、別に精神薬だけに限った問題ではありません。今の日本では、精神薬の売り上げが凄まじいので、精神薬に対しての断薬や禁断症状というのが、一番話題になっています。しかし、アメリカでは精神薬よりも違法ドラッグのほうが多いですし、日本人が食べている砂糖ものは依存症の最たるものです。ヘロインと変わらないくらい依存性があります。まずはみなさんがどんな薬であれ、禁断症状やリバウンドがあることを知らなければ、その薬をやめることはできないのです。

いつ西洋アロパシー医学を利用すれば良いのか

現在、ほとんどの患者がただ薬漬けになっています。結果的に副作用というか、別の弊害が出てきて、それに対して薬を出すという悪循環が生じます。それもまた別の病名がつけられるという構図になっています。ですから、対症療法は絶対にしてはいけないのです。

この世で対症療法をするタイミングがあるとすれば、それは救急のときしかありません。西洋医学の対症療法の中で唯一有効なのが救急医療と言っても過言ではありません。拙著『医学不要論』でも示したその条件が次の12項目です。

①心筋梗塞、脳梗塞など梗塞性疾患の急性期
②くも膜下出血、潰瘍出血、ガンからの出血など、出血の急性期
③肺炎、胆管炎、髄膜炎などの重症感染症
④交通事故、外傷、熱傷、骨折などに伴う救急医学的処置
⑤誤嚥による窒息、溺水、低体温などの救急医学的処置
⑥腸閉塞、無尿など排泄の生命にかかわるものへの救急医学的処置
⑦胎盤剥離、臍帯捻転、分娩時臍帯巻絡など、産婦人科の救急医学的処置
⑧失明、聴覚喪失などに関する救急医学的な処置
⑨薬物中毒症や毒性物質の曝露に対する処置
⑩染色体や遺伝などの異常が１００％わかっている疾患への対応
⑪未熟児の管理
⑫サイトカインストームなど免疫の重症な異常状態への処置

つまり、放置しておけば、死に直結しそうな場合やからだの機能を喪失するものだけを、西洋医学が扱う必要性があるということです。脳梗塞や吐血（とけつ）、または交通事故のときなどです。しかし、救急で治療したとしても、それはロボットでいえば修理したに過ぎません。ロボットの修理というのは一時的なものです。

実際のところ、例えばガンという病気でも本来は救急ではないものが多いです。大腸ガンで腸閉塞になったときや胃ガンで吐血したときは別ですが、その処置や手術でさえ本質的に治しているわけではないのです。救急医療を必要とする人もたまにいますが、そのときは一時的に救急処置をすれば良いのです。しかし、それ以上の処置を施してもガンは治らないですし、完全摘出（てきしゅつ）したと思っていても実は治ってはいません。抗がん剤や放射線治療をすると、結局のところ苦しい思いをして死ぬことになります。

治すことを目的に作られた薬はない

何度も繰り返しますが、対症療法である薬は毒であって、治癒するためのものではありません。この世の中に、治すことを目的に作られた薬は存在しないのです。このことをほとんどの医者たちもまた理解していません。それは、彼らの発想が変わっていないからであり、彼らこそ最も洗脳されている奴隷（どれい）だからです。大学や病院で教えられている内容というのは、対症療法の薬を使って、それによって「抑えていること＝治ること」だと定義しています。

ですから、彼らの頭の中は、病院に通い続けさせることが治していることだと実際に定義づけています。もちろん、疑っている医者たちもいます。しかし、実態はほぼすべての医者が疑いたくないというのが本心でしょう。本当に疑っていれば、その医者たちはだいたい保険診療から離れます。

例えば、自費診療のクリニックや、自分で改良して対症療法ではない方法で治療するように行動を起こします。世の中の医者は、9割が勤務医かもしくは、保険診療の開業医です。その人間たちは、基本的に薬を飲み続けて維持されているような状態を治ったと定義づけています。それを「寛解（かんかい）」と言います。

寛解とは、症状が一時的に軽くなったりすることです。そのまま治る可能性もありますが、場合によっては再発するかもしれない状態のことです。「寛解＝治癒」ではないのです。よくありがちな間違いに寛解を治癒と混同している患者がいますが、結局その患者はずっと薬漬けで最終的には悪くなるだけです。

そして結果として、その薬をやめれば悪くなるのは当たり前です。それは、抑えつけて対症療法をしているだけですから、反動で悪くなる人が多くなります。精神薬の禁断症状もそうですし、ステロイドのリバウンドも同じです。抗がん剤でガン細胞がリバウンドするのも当たり前ですし、耐性菌を作るのも同様です。すべて同じことをやっています。さらに退治していくということしか頭にないので、結局のところは治らないことをずっと続けているのです。

なぜなら、そうしないと彼らにはお金が入らないからです。彼らにとって治すことは目的ではありません。お金を儲けることが最優先ですから……。治すことを目的に作られた薬はないと同時に、治せない医者もいらないということです。

私の発言に文句があれば、歴史を勉強してから反論してごらんと思っています。しかし、会いに来てくれる人はほんの一部であり、その人たちはこの本で紹介したような、治せる医者であり治療者たちなのです。

常用量依存でからだが破壊される

製薬会社や医療界はどこまでいっても、ビジネスの虜(とりこ)になっています。少々きれいごとを言っている医者でも全員同じです。本来は病院に通い続ける必要はありません。それが代替(だいたい)療法の病院であっても同じです。人間は、病気を自分で治すことができるのです。食事療法や断食や温熱療法やその他多くの方法で、いくらでも自分で治すことができるのです。

ハッキリ言って、医者は必要ありません。しかし現状はみな、患者をずっと貢いでくれる存在と考え病院に通わせています。代替療法の医者たちが行なっているのも、隙間(すきま)産業ですからある意味同じです。完治させて病院に通わなくさせるのであればまだ良いほうですが、実際には代替療法の医者たちも結構病院に通わせています。

代替療法であっても、根本的なシステムの改善には少しも役立っていません。それが現実ですから、代替療法の医者でも治したくない人が多いのは当たり前なのです。要は通い続けさせたいということです。この世界で治したいと本当に思っている医者はいないのではないでしょうか。本当に治したいと思っている人であれば、保険診療が救急以外無意味だということをよく知っています。

私が一番推奨するのは、報酬制導入のススメですが、たぶんこの世界では無理でしょう。医療マンガ『ブラック・ジャック（手塚治虫）』を思い起こしていただければ理解できると思います。治ったら5000万円で、治らなかったらタダですから……。ブラック・ジャックは、術後に診察したりしません。高額と思われるかもしれませんが、命の値段はそれくらい価値があると思います。

私は、ブラック・ジャックを基本にしろと言っているのではありません。もし、そのような医者がいるのであれば、本当に治そうとしているのではないかということです。病院に行く必要も相談に行く必要もないという状態が根治です。同時に、薬もすべて飲む必要がなくなった状態が根治です。死にかけの状態であれば手術は必要だと思います。しかし、術後は体調管理をして自分で治さなければいけません。薬を処方して飲み続ける必要も本来はないのです。

さらに言えばここからが重要ですが、予防医学的な観点では、そもそも人間というのはガンになりません。脳梗塞、心筋梗塞、難病、膠原病、アレルギー、遺伝病、精神病などのほとんどの病気は、もともと人間はならないのです。なぜそう言い切ることができるかというと、歴史をひも解けば理解できると思いますが、野生動物や古代民族にはそのような病気がないからです。彼ら古代民族が平均寿命が低く不健康だったと思っている人が多いようですが、まさに大間違い以外の何物でもありません。本書では示せませんがぜひ自らも勉強してみてください。

彼ら古代民族にあるのは感染症と怪我だけです。それがほとんどすべての死因でした。幼児が早く亡くなるのも感染症か外傷です。だから見せかけ上は平均寿命が短いのですが、この二つの病気にならなければ、彼らは非常に長寿で一切の病気にならないことがわかっているのです。彼らには虫歯もまったくといっていいほどありません。ですから、なぜそのような病気になっているのかということをしっかり考えなければならないのです。

世の中に存在している薬は、製薬会社と医療界のビジネス産業でしかありません。ただし、目的としては治せませんが、すべてに薬の効果がないというのはまた違います。西洋医学の原点というのは、戦場の医学です。医療に携わる人間たちが、戦場において銃で撃たれて負傷した人たちを治療するために作ったのが今の救急医学です。現在でも似たような場面がありますので、そのときの対症療法としては毒のほうが力を発揮します。

からだにとって現代の薬は猛毒の物質ですが、死にかけているときだけは逆に効果を発揮します。例えば、心臓が止まっている人に猛毒をぶち込んで入れると、心臓が動き出すということがあります。つまり、薬を刺激物として応用したのが、対症療法であり救急医学だということです。それを平時の医学に応用して使っているのですから、結果として対症療法をやっているだけであり、薄い毒をずっと投薬しているのと同じです。副作用が生じ、毒が蓄積され徐々にからだを破壊していきます。いろいろな別の弊害が出ることをいつまでもやっているのです。

一番大事なのは食事

すべての薬が持っている作用と副作用に違いはありません。すべて同じなのです。勝手に医者などが、自分たちにとって都合の良いものだけを作用と呼んでいます。そして、自分たちに都合の悪いものを副作用と呼んでいるだけなのです。その薬が持っている作用というのはすべて一方向しかありません。

例えば、精神薬で〝太る〟や〝吐き気がする〟というような副作用、または抗がん剤の副作用で〝髪の毛が抜ける〟などと言いますが、それが作用なのです。抗がん剤は、髪の毛を抜けさせる薬です。もともと吐き気を誘発するように作られている物質ということです。精神薬は、麻薬や覚せい剤と一緒なので、ドラッグ中毒のようにガリガリに痩せるか、逆にブクブクに太ります。最初からそのような作用を持っているということです。ですから、それは副作用ではなくて作用なのです。

薬の添付文章に副作用に関することが書いてありますが、その書き方がすでにおかしいのです。それを勝手に自分たちの都合で分けているだけです。ある意味では毒であり薬ですから、うまく使い分けるのが必要みたいな錯覚を起こさせているのです。実際には、対症療法として抑えることや刺激したりすることを部分的にしているだけの話で、からだにとって良いことは一つもありません。そこに気づかないと治りません。

根治(こんち)療法や代替療法など、新しい医学と言われているものは、すべて対症療法と発想が真逆です。自然療法であれホメオパシー（＝同種医学）であれ、東洋医学であれ量子医学であれみなそうです。なぜならば、食事療法や栄養療法や解毒法というような発想を持って実践しているからです。

最近、私は、量子力学、波動医学に基づき周波数でからだを診断することができる装置を使って、量子物理学を応用しながらガンや難病に対応しています。それと食事や栄養療法と解毒法を組み合わせていきます。これはヨーロッパでは、流行というか、かなり研究が進んでいる新しい医学です。カイロプラクティックやキネシオロジーの考え方も部分的に入ります。東洋医学も同じような考え方がありました。根本からどうすれば良いかということを考える点では共通していました。

しかし東洋医学は、邪魔（じゃま）だから潰（つぶ）されてきた歴史があります。また最近では、東洋医学は医者がかなり介入しているので、腐りきってどうしようもなくなっているところがあります。どこがどう腐ってきたかというと、漢方や鍼灸（しんきゅう）が東洋医学の中で言う対症療法なのですが、それがゆがめられてきたということなのです。

昔の皇帝などは、すべて病気になったときだけ対症療法として漢方や鍼灸を使いました。実際には西洋医学の対症療法と同じなので、漢方や鍼灸で体質を変えたり根本的な病気を治したりするわけではありません。今の東洋医学者というのは、漢方や鍼灸で体質を改善したり、根本的な病気を治すと言っています。そんな話は私も教わったことがないですし、本当の意味で言っている東洋医学者はいないでしょう。そんなこと言っている東洋医学者がいたら、ただのインチキです。

東洋医学では気功と言いますが、気の考えや精神的なものをしっかりやるのが根本的な意味での東洋医学です。もう一つもっとも重要なのは医食同源でおなじみの通り、やはり食事なのです。韓国ドラマや中国でもおなじみですが、毎日の食事を作る役職のほうが医官よりも地位が上です。韓国時代劇の「宮廷女官　チャングムの誓い」を思い起こしていただければ理解できると思います。前述したように、国の皇帝や王様であっても、漢方は毎日飲んだりしません。病気になったときに飲むのが基本であり、重要なのは毎日の食事にあるのです。ところが現代は、まったく真逆になっています。西洋医学界においてこの地位とこの関係性を作り出し、医者が偉いと仕向けたのがロックフェラーなどです。いまや東洋医学もそれと同じく堕落しています。だからこそ東洋医学を学んだ人間として、現在の東洋医学は腐っていると表現するわけです。

図1／3つの輪の概念図

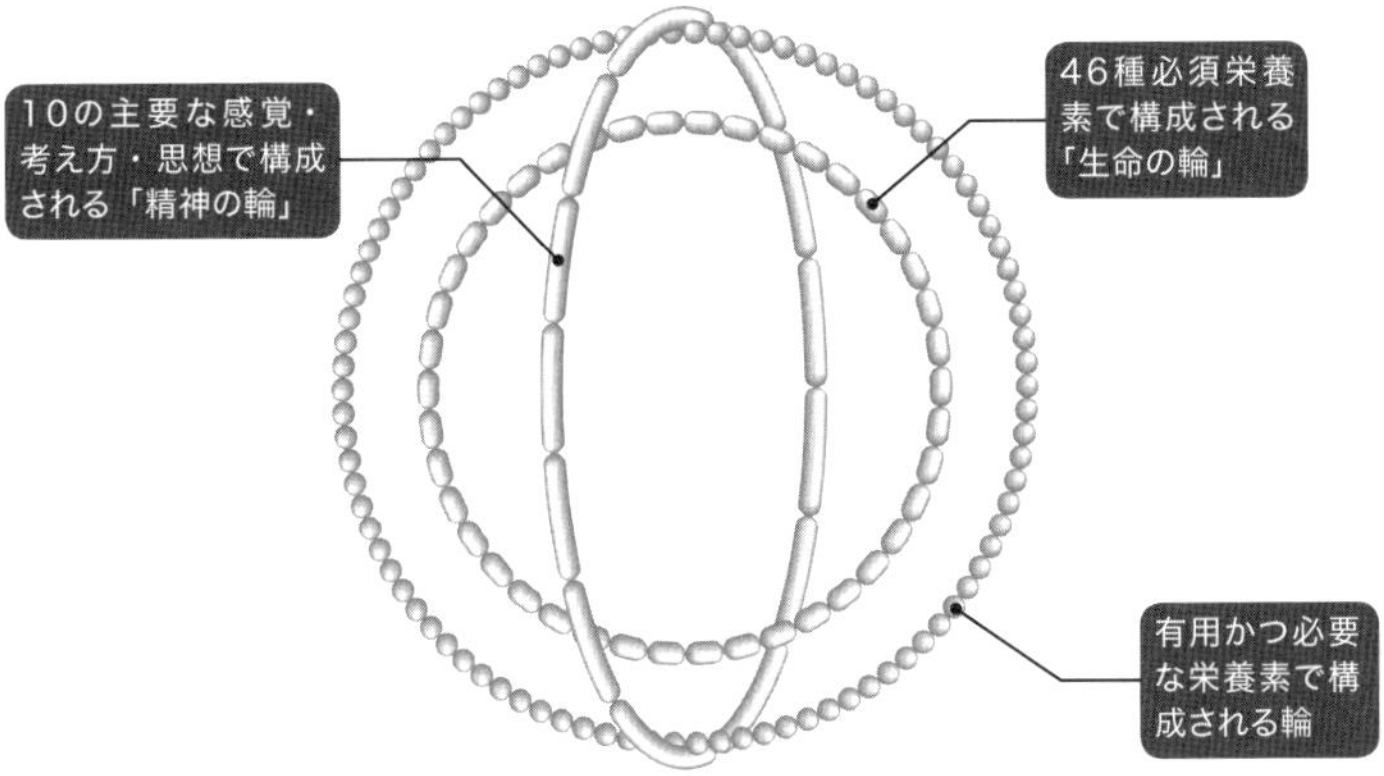

「医学不要論」（三五館）より作図／ZOUKOUBOU

生命の輪を発展させた「三つの輪」

生命維持のためには、46種の栄養素がバランスよく摂られていることが不可欠であると提唱したのが、世界的に有名な栄養学者であるロジャー・ウィリアム博士です。この栄養素が協調して生命活動を維持している理論を「生命の輪（鎖）」（図1）という表現で示しました。そして拙著『医学不要論』において、病気を治すときの食べ物や解毒、精神的なことをもう少しロジャー・ウィリアムス博士の理論に色づけしたものが「三つの輪」です。

もともと生命の輪を構成する46種の栄養素

は、20種類のミネラル、18種類のビタミン、8種類の必須アミノ酸を混ぜたものです。46種が鎖となって、生命の根幹を作っているという栄養学の理論はすばらしいと思います。しかし、46種だけでは片づかないこともたくさんあります。食べ物の栄養というのは、他にも山ほどありますので、46種のままでいる限りは今以上に人間は発展しません。その46種以外の必須といわれてないものをいかに広く浅く摂取するかが重要だと考えます。

オーソモレキュラー（＝分子整合栄養学）の限界を超えるためには46種のビタミン、ミネラル、必須アミノ酸が一番だという概念を取り外さなければなりません。オーソモレキュラーは、ビタミン、必須アミノ酸、糖分、鉄分、亜鉛など基本的なものしか見ていません。それでは本物の栄養学としては未熟極まりないものです。しかし、オーソモレキュラーを推奨している人たちは進んでいると思っています。必須の要素を勉強するのは良いのですが、必須外の無限の栄養素に着目しないと、本当の意味で薬をやめて病気を治すということはできません。

それが、ホールフードの原則につながります。ホールフードとは、自然の恵みに感謝をこめて、無駄なくまるごと食すということです。一物全採で食べることが昔からの基本であり、栄養学でもその考え方が入ってこなければならないのです。

話を戻しますが、拙著『医学不要論』でいう三つの輪というのは、生命の輪の外側に作りました。相互の輪が協調できれば、病気になりにくくなります。一つは、食べ物（水も含む）などに入ってくるものであり、からだを構成する無限の要素（付加栄養素と名付けました）ということです。これは生命の輪を補完するわけです。もう一つは、精神の輪というものを作っていますが、こちらは思想や思考の輪であると考えていただければ理解できると思います。

その精神の輪というのは、東洋医学でも心身一如（しんしんいちにょ）（心とからだは一体である考え）などと呼ばれるものに通じます。からだに良いものを食べていても、心（精神）が腐っていたらどうしようもありません。それは当たり前のことであり、両方が健全でないといけないと言いたいために、心身一如ではわかりづらいので、三つの輪にしたのです。その精神の輪も、拙著『医学不要論』に書いてありますが、その項目でないといけないわけではありません。私はよく依存症治療を施しているので、依存と自立に関することをそのまま書いてあります。

私はこの10項目で良いと考えていますが、私より詳しい人は他の考えを入れていただければ良いと思います。本書をよりご理解いただくために、改めて10項目を記しておきます。

①常に自立して、人に頼らずに解決する思想を持つこと
②自由や権利には責任が一体であることを理解すること
③社会や世界の構造を知るべく、一生かけて学ぶこと
④常に自己で選択し、決断し、その決断に対して自ら責任をとること
⑤因果関係を常に把握し、因果の輪廻(りんね)を超えるべく努力すること
⑥抑圧と戦い、奴隷であることをやめること
⑦被害者意識と自己正当化の枠から脱出すること
⑧子どもや家庭や地球すべての生命を見つめ直し、最も価値あるものとすること
⑨自我を確立し、何のために生き、何を目的としているかを明確化すること
⑩常に物質に依存していることを戒(いまし)め、物質依存から脱却しようとすること

やはり、昔の人は食べ物が少々悪くても、精神的にしっかりしている人であれば充実した人生を送っています。そもそも健康というのは目的ではありません。健康はあくまでも手段です。人生において自分が成し遂げたい目的のためには、健康な状態でいたほうが良いだけです。健康を目的にしてしまうと、それはただの健康オタクです。医学不要論の基礎の基礎は、健康でいたければ健康になるなということです。健康ばかり追い求めている人は不健康になります。健康という、目的ではない途中の手段でしか過ぎないものに執着しているから健康になれないのです。

からだに良いものを食べ、良い精神状態でいれば、そんなに意識しなくても健康状態でいられます。本来は、そのような状態を作り出すことが重要なのですが、今の人たちは、ほとんどが健康オタクになっています。いずれにせよ日本人は健康にはなれないのが現状です。その結果通りに、医療費がかさんでいる状況になっているわけです。三つの輪を想定するときには、自立性というものを必ず考えなければならないということです。

家族も発想の転換をすべきだ

病気を治すことにおいて、意思の力は関係ありません。その意思というのが一体何をあらわしているのかがはっきりしないことが問題なのです。「ガンバロー！」みたいな決意で治るのであれば、そんな簡単なことはありません。みなさんは口で頑張ると言っていますが、実際には私から言わせると頑張っていないし、それ以前に発想が変わっていません。自分たちの発想が間違っていて、洗脳されていることと同じだという自覚がない人は、どのような方法を使っても病気は治らないのです。

末期ガンを克服している人がいるのは、歴史背景と医療利権をしっかり勉強しているからです。素人でも理屈を知っていますから、今まで服用していた抗がん剤は危険だということを理解しています。そこが第一歩ですがそれだけでは末期ガンを治すには足りないのです。

つまり、それは意思の力ではありません。

頑張ろうなどというあいまいな意思の力ではありません。
それで治った人を私は見たことがありません。
重要なのは発想の転換であり、発想の逆転です。そして自覚です。
自分がいかに馬鹿だったのかということに気づくことが最も重要なことです。

食事や生活習慣、さらに生き方もそうですし、すべてどれだけ馬鹿だったのかということを自覚することが大事なのです。すべてを自分で否定して、それを自分に落としこみます。そして、馬鹿でないためにはどうすれば良いのかを自分で考え、違う方法を自分の中で理解して実践しようとするから、初めて本当の意思というものが出てくるのです。

ですから、頑張るための意思はまったく関係ありません。精神薬をやめたい、ヘロインをやめたいなどと口では言っていても、そんなものは意思の力でもなんでもありません。それをわかっている人はわかっています。難病でもそれは同じことです。ガンの人はもっとわかりやすいです。

例えば、余命3カ月と宣告されるわけですから、さすがにおかしいと思います。今まで治療してきたのに、なぜ治らないのだろうということに気がつきます。さらに、社会の背景やさまざまな嘘に気がつくようになります。そして、初めて病気というものを根本的に解決できる方法を実践していきます。末期ガンは、１００％治る方法がまだ世界にはありません。それでも治っている人は、嘘に気づき１００％違う方法に取り組んでいるのです。

ですから、食事療法であるとか、自然療法の温熱でからだを温めれば良いという方法は後づけの話です。方法論だけに頼っている人は、ほぼ間違いなく失敗します。東洋医学でも心身一如という言葉を使いますが、心もからだも両方が変わらないといけないのです。己を一度否定して、自分の馬鹿さ加減に気づくことで執着が取り除かれていきます。しっかり自分を否定して、否定したままにならず行動に移すことが重要なポイントです。

ガンの場合は余命3カ月などと宣告されても意識や思考は保てていますから、自分の発想を転換すれば治る可能性は十分にあります。ところが難しいのが精神科の場合です。精神薬は頭を破壊する薬だ、という問題があります。ヘロインなどと変わらない依存性物質ですから、頭で考えることが機能しなくなります。そして依存症と薬物ジャンキーを作っていくことにこそ大きな問題があるのです。結果的に、発想の逆転ができなくなり、自己を正当化し続けることこそ精神科患者が治らない最大の問題点です。

次の問題は、その精神薬を飲ませている家族です。家族も同時に己の愚かさを心の底から身に染みない限り当事者は薬を抜けません。その両方の問題がありますので、精神科の薬というのは一番抜けにくいのです。精神医学の場合も同じですが、本人だけでなく家族の問題も絡んできますので、難しいところがあります。精神医学の問題と考えたときにどうしても、単純な精神の異常ということだけではなく、家族や親、身近な人間の支配ということが関係してきます。

アダルトチルドレン（成人してもなお内心的な子ども時代のトラウマを持つ人）の問題もすべて同じです。ですから、家族関係の問題がありますので、自分の愚かさだけに気づいても精神科の場合はうまくいかないことが多いのです。つまりここでいえることは、精神科ではもちろんのことですが、病気を治すというのは家族も含めて己たちの愚かさをかんがみ、自分たちの発想を変えることが初歩であり根本であり奥義（おうぎ）なのです。

体験レポート

72歳／男性

症状　うつ、幻覚や幻聴がおきる

病状経過　40年間、入退院を繰り返して薬を飲み続けていた。病名は統合失調症。電気ショック療法を受けたこともある。内海先生の診察を受けるようになって快復。つくづく思うのは、「通っている病院をただ信じるのではなく、自分でしっかり勉強して薬を減らすことが大切」ということだ。

自分が勉強すれば薬を減らせる

私は、40年前から入退院を繰り返し、さらに薬漬けになって、からだはボロボロの状態でした。

ところが、一緒に暮らしている姉の紹介でTokyo DD Clinicに通い始めたところ、3カ月で薬を半分にまで減らすことができました。

さらに、ピサ症候群（パーキンソン病）という、からだが斜めに曲がってしまう病気も劇的に快復しています。

その経緯をここにご紹介したいと思います。

私は、昔の記憶があまりありませんので、現在一緒に暮らしている姉から聞いた話がほとんどです。

私の病気の始まりは、今から40年ほど前ですから、32歳のときに発病しました。

当時の症状は、常にうつむいていて、食事もままならない状態でした。おそらく、うつ病だったのではないでしょうか。

妹の旦那が、この状態は病院に行ったほうがいいのではないかと心配をしてくれました。

私は、T市にある病院に3カ月ほど入院しました。そこで、統合失調症と診断されたのです（当時は精神分裂病と呼ばれていました）。

退院後は、服薬しながら仕事をしていました。しかし、様子がおかしいということで再入院です。

発病してから15年ほど経過していましたので、47歳くらいのときです。

私はその当時、妻の親が経営していた会社に勤めていました。

そのときの保護者は妻ですから、入院のハンコを押す代わりに離婚をしました。そして、会社も辞めさせられました。

その後、弟が経営している会社に雇ってもらいました。その間も、T市の病院に通いながら薬をもらっていました。症状はかなり落ち着いていたと思います。ですから、何年かは入院しないですみました。

次に入院したのは、1995年だと思います。

そのときは、弟の会社を辞めていました。やはり、からだの調子は芳しくありませんでしたので、S区にある病院に3か月間措置入院という名目で入院しました。

その後は、薬の量も少なくて順調だったのですが、平成9年の夏に幻覚や幻聴が出始めて再入院です。そのときは2年間入院しました。

治療は、電気ショック療法を4～5回はやったと思います。私は、電気ショック療法で昏迷状態に陥ってしまいました。

幸いにも姉が面会を申し出てくれました。私はそのとき昏迷状態ですから、車いすで眠っているような感じで、耳元で怒鳴っても反応しなかったそうです。

病院の中でどのような治療が行なわれていたのか、私にはわかりません。

2014年の夏に任意入院した際、担当の先生とケースワーカーが立会いのもとで話したときに、初めてピサ症候群（パーキンソン病）という病名を聞きました。

入院して1週間経っても、電気ショック療法の準備でMRIしかやりませんでした。薬を減らしてほしくて入院したにも関わらず……。病院側の言い訳は、電気ショック療法を行なってから薬を減らすということでした。

もちろん措置入院ではなくて、自分で入院しているわけですから、暴れたり幻覚は出ていません。ですから、本当にその病院が嫌になり退院しました。

しかし、姉は私の病気を気にしてくれて、なにか参考になるものはないかと本屋に行ったところ、内海先生の著書『精神科は今日も、やりたい放題』に出会ったそうです。それが、Tokyo DD Clinicに行くきっかけになったのです。

今は、本当にびっくりするくらいに、スムーズに薬が減っています。もともとS区の病院に行く前は、薬の量が少なかったのです。もしかしたら統合失調症ではなかったのではないかと思っています。

病気の原因は、妻の父親が経営している会社に勤めていたので、過度のストレスからだと思います。ですから、単なるうつ病だったのかもしれません。病院が勝手に統合失調症などという病名をつけたのかも。その結果、電気ショック療法を受けてしまったのではないかと思っています。

S区の病院の2年間は、なかなか退院できませんでした。自分の個室のドアを軽く蹴ったり、少し他人の部屋を覗いただけで隔離室へすぐに入れられました。本当にびっくりしました。

内海先生の本で知ったことですが、電気ショック療法は本当に拷問機で、高齢の人がやるものではないそうです。

　また、飲んでいる薬をいろいろ調べました。副作用として、高齢の人が飲むとピサ症候群になりやすいとも書いてありました。ですから、通院しているときに、その薬はやめてほしいと言いました。

　しかし、医者から「いや、今は精神的に落ち着いているから、これをやめちゃうのは…」と言われ、また同じ薬を出されました。

　内海先生の本には、どんな薬を飲んでいるのかがわかる書面をもらうべきだと書いてありましたので、S区の病院の調剤薬局に行って出している薬の内容をもらいました。

　薬は、食前に漢方薬1錠、食後に2錠。昼食前に1錠です。そして、晩の食前に1錠、食後に1錠、さらに寝る前に9錠です。副作用がどんどん出てきました。飲んでいるほうが悪くなるような感じです。2014年の9月までに1日15錠飲んでいました。

　内海先生のところに最初に行ったのが、2014年10月のことです。

　劇的な快復に本当にびっくりしています。

　今は、朝・夕1錠と寝る前に2種類を半錠ずつで済んでいます。

　姉は、こんなに薬が少なくて眠れるのかと心配するほどです。

　私は、「1、2、3で寝ちゃうよ」と言っています。

　内海先生は、「長いこと薬を服用していたので、すべてをやめると眠れなくなる危険性がある」と言っていました。それでも、薬を全部なくしたいのであれば、それは本人の意思だそうです。

　姉は、なぜあの病院は薬を減らせなかったのか、また何で電気ショック療法をしなければならなかったのかと言っています。

やはり心の不調を感じると、たいていの人は病院に行ってしまうと思います。本よりは、通っている病院の先生を信じる人が多いようです。

私は、現在でも病院に通って薬で苦しんでいる方々に次のように言いたいです。

統合失調症かはわかりませんが、苦しんでいる若い人がたくさんいると思います。ですから、本を読んで勉強しないとわからないことが多いでしょう。私の場合は、姉の読んだ本がもとで、内海先生のところに通って元気になりました。自分でしっかり勉強をして、内海先生のところに行き薬を減らしてもらえば、元気になるのではないかと思います。

断薬のポイント

わかりやすい薬物後遺症で、減らすだけで良くなるという一番多いケースです。間違えた病名をつけられ、病気になってしまった典型例です。社会的な問題や食事などを指導をしましたが、それ以前の問題として薬害にあってしまったのです。

この方に対して、あえて意識したのは、まだ断薬をしないということです。それは、40年間飲んでいるために、脳が精神薬で作り変えられてしまったからです。最終的には単剤（1種類）を目指しています。ポイントは、最終的にやめたいかやめたくないかは本人が判断しなければいけないということです。

何十年も飲んでいる人は、ただやめるという形にすると悪いときもあり、そのような意味で、断薬ではなくて減薬にしています。精神薬は減らせない人もいます。しかし、この方の場合は、もともと飲みたくなかったということがあり、それに対する意識もありましたので、減らせました。非常に短期間で良くなりました。（内海）

第2章

精神医学に頼らず心の病に対処する

薬がやめられない原因は依存体質!

向精神薬と決別するための心構え

向精神薬（こうせいしんやく）と決別するためには、精神医学とは何なのかを完全に理解することが重要です。むしろ、医療業界や社会背景を理解していない人は、向精神薬との決別が不可能であると断言できます。普通の医学でもそうですが、特に精神科などは自分の精神を良くしてくれるものだと勘違いしている人がとても多いのです。これは、詐欺師（さぎし）に対して詐欺と気づいていないことと同じです。

そのような人は、どんな方法の薬の抜き方をしても、絶対にうまくいきません。確実にすべての背景を理解していないと薬は抜けないのです。それは宗教の洗脳と同じレベルであり、その宗教洗脳を解くということがすごく重要なのですが、それができていないから、多くの人は薬をやめられないのです。むしろ、気合は後から出てくるものです。

ですから、最初から気合は要らないし、薬の知識は最初はなくても良いでしょう。というのは、薬の知識は後からついてくるものなのです。まずは、現代の医学の背景を理解して、自分たちが本当は詐欺にあっているということを認識できれば、最初に細かい知識がなくても大丈夫です。知識は後からついてきます。

次に重要なのは、自己を卑下するということです。第一章に書いたことと同じですが、精神科ほどこれが当てはまる領域はありません。普通のセラピストや精神科医たちは、自己を肯定することを勧めます。しかし、それが薬をやめられない一番の理由です。自分で頑張っていると思っていながら精神薬を飲んでいる人は、実際には現実を直視しているわけではないので精神薬をやめられるわけがないのです。

精神科やいろいろなことの実情を知れば知るほど、「自分が詐欺にあっているかも」「俺がバカだからだまされてしまったんだ」ということに気づかされます。その気づきが特に重要で、それが最初の自覚や発想の転換につながっていきます。それがないといけないのですが、ここでも実態に気づいても騙している奴が悪いと考えてしまいがちです。でも、そう考えている人はもう精神薬をやめることはできません。

ヘロイン患者でもコカイン患者でもすべてそうですが、やめれない人がこの世界にはたくさんいます。しかしやめられる人にはすべて共通の特徴があります。それは気づいたときに心の底から自分のことをクズだと思っているということです。要するに、徹底的に一度自己批判しているということなのです。

この場合、中途半端なことは必要ありません。徹底的なまでに自己批判、自己否定ができるかどうかが重要なポイントです。薬物をやっている人間はそうではなくて、「このヤクがないと本当に困る」と言っているから、どこまでも自分を否定できないのです。むしろ、かならず自分を正当化して自分を守ろうとします。そういう繰り返しだから、精神薬をやめられないわけです。

また、精神薬を少しずつ自分で抜いたり、量を減らしたりしている人が数多くいますが、ほとんどが失敗しています。薬を減らすとか、サプリメントを飲むとか、そういうことは二の次であって、己を全否定（＝発想の逆転）できないことが問題なのです。つまり、自分の考えをオセロをひっくり返すようにできないから、どこまでいってもその薬をやめられないのです。

何度も言いますが中途半端はいけません。もし仮に一度はやめられた人がいたとしても、絶対にまた手を出す確率が高いのです。少し苦しくなったらまた飲んでしまうというのはよくある話です。思想としての精神依存が強すぎて、自己正当化から逃れられないのです。あるいは、精神薬に手を出さなくなっても、別のものに手を出すことになりかねません。アルコールや男とか女とかなど、そういう依存という体質から逃れられないのです。もっとも、精神薬よりは良いかもしれませんが……。結局、依存という体質から逃れられないことが問題なのです。

この依存には、精神依存と肉体依存があります。肉体依存に関して言うと、精神薬が抜けたことである程度の効果は出てくるかもしれませんが、精神依存はまったく抜けていません。例えば、精神科の薬を飲んでいて生活保護になっている人もたくさんいます。そういう人の場合、精神薬をやめたのは良いけれど、薬を飲まなくなっただけであり、結局は働きたくもなければ自立して生きていたくもないということになりかねません。

大事なことは、精神科の薬をやめるのであれば、生活保護もやめないとおかしいと考えられるかどうかなのです。なぜなら生活保護もまた依存の最たるものであり、手足がない人が生活保護を受けていることと、やる気がしないとか精神病があるからといって生活保護を受けていることはまるで違うからです。精神病という病名自体が嘘であることを知っていればこの話はわかりますが、精神病に埋没している人は決してこのことがわかりません。その結果、仮に薬をやめたとしても、〝自分で働きたくないから〟〝逃げたいから〟という逃避的な発想になっていくことになります。

働けない人たちはそれも権利だと主張します。そのような人々はずっと依存したままで逃れられなくなるでしょうし、そんな人たちはこの本を読む価値はありません。ずっとこのシステムの中で奴隷として生きていけばよいし、人のおカネで何も自分では産み出さず栽培されていけば良いのです。これは人間の根幹に関係する問題です。今の日本人はそれが恥ずかしいと思えなくなっているのではないでしょうか。

実際、精神科の患者を見ていれば、薬漬けで働けない人もたくさんいますが、同時に、しっかり働けそうな人がいるのも事実です。それが逃避です。確かに、人生や世の中に絶望しているという状況もあるでしょう。どうせ働いたって無駄だというような考え方です。

「生活保護をもらっているほうがパートをしているよりもお金が入るから」

「もういいよ、こんな国知ったことか」

そこまで考えている人もいるでしょう。これは結局、政治が生みだしている状況ということになります。しかしそれさえもすでに被害妄想的だということに気づけるでしょうか？　確かに真面目に働く人ほど不利益をこうむるようになっていますが、問題はその世の中でさえも結局は自分たちが生み出したのだという自覚です。そこに気づかない限り精神薬をやめることはできませんし、依存というものを断ちきることは決してできません。

精神科には病名がない

精神薬だけをやめれば良いと思っている人の中には、病名について非常にこだわっている人がいます。しかし、精神科の病名などあるはずもありません。病名をつける意味はありませんし、ただの主観病名にすぎないのです。確かにパニックになる人はいるかもしれないし、うつになる人もいるかもしれません。しかし、そんな人に病名をつけても、「私はこの病気だから」とのさばるのが関の山です。

昔のほうがうつの人がたくさんいました。親は殺されるし、飢饉(ききん)で死にそうになっているし、戦争はいっぱいあるし……。うつにならざるをえない状況だったのです。それなのに、病名は特にありません。病名に埋没することがないですし、強く生きていく人がたくさんいました。

昔の人は、その状態を解決するためにはどうすれば良いのかとしっかり考えるし、人間として当然の態度を見つけていこうとするのです。病名はありませんが、自分を認識して存在していきます。うつもなければ、統合失調症もなければ、発達障害もその他の病気もすべて存在しません。非常に皮肉なことではありますが、そのように思えない人は、絶対にその苦境から抜け出せません。これは非常に重要なことなのです。

実は、病気になっていることで得をしていると思っている人もいます。それは、一つの疾病利益とも言えます。

「私、うつ病だから、もっとちゃんとやってください」

そのように思っている精神科の患者も多いのです。治りたいと本気で思っているのではなく、人に治してもらうことが前提であり、まさに依存症状態なのです。

これは親も同様です。

「この子はそういう子だから……。本当にパニック障害で、困ったわ」

これで親を名乗れるのだからどれだけインチキな世界なのだろうと思います。自分の教育や生き方や支配の仕方、食事の与え方や自分がふりまいた体裁や常識を見直すことができない、こんな親を私は毒親と呼んでいます。あるいは、自分を哀れみながら「私の子どもは発達障害、私はなんて不幸なんだろう」と言いだしたり……。その発達障害はそもそも存在しません。親に問題があるケースばかりです。

一例をあげると、アーミッシュと呼ばれる薬を使わない一族は、現代でいう自閉症になるのが三万人に一人ということがわかっています。現代の日本は百人に一人が自閉症と呼ばれるそうですが、なぜこんなことになるのか、毒親や薬物ジャンキー患者には決してわからないし、そもそも学んだり理解しようと思っていないのです。

結局、向精神薬と決別する心構えを持つのは自分しかありません。何よりも、その構造についての理解と自覚の転換が必要です。病名そのものを捨てられない人は決して依存症からは抜けられません。何の意味もないレッテルだということを根底から理解できない人は、絶対に薬をやめられないのです。

例えば、「精神薬をやめました」と言っているのに、今度はサプリメントをたくさん飲むことをします。そういう人は「私は、なんとか病だからサプリメントが必要です」と言うようになります。この考え方はおかしいと言わざるをえません。何かのせいにするのも感心しませんし、特に病名もないのに病名に執着しているところが問題です。

もともと、精神医学の発想は、〝優生学のなれの果て〟です。精神科の病名は、主観で適当につけているだけであり、すべてインチキ病名です。このように、病名というものをつけているところに問題があります。

また、薬だけを抜いて精神病という定義の状態が改善するということはありません。ここもまた非常に重要なところです。精神科にかかっていたけれど、精神薬を抜いて社会復帰ができたという人たちは、己の発想の転換ができている人たちですが、それだけではないのです。ただ精神薬を抜いて解毒したり栄養を与えたりしただけではないのです。それだけではなく社会の裏側について学んだ人、そしてこれから死ぬまでの生き方について常識を排して、徹底的に考えた人が改善し治るという目的を達成するのです。

基本的には精神科に最初にかかるとき、ほとんどの人はたいしたことがない症状で行くのです。ひきこもり、ちょっとしたうつ、眠れないなど、そんな状態で詐欺の筆頭である精神科に行けば行くほど、頭がおかしくなっていくのも当たり前です。それは、医者と製薬会社が作戦を立ててやっているようなものです。しかし、自分自身が精神的な弱さがあるから精神科に通っているという現実も見逃してはいけません。何度も繰り返し言いますが、それを自覚して発想を転換させることが重要なのです。

精神科医に癒しを求めてはいけない

精神科医に癒しを求めたり、治療してもらおうと思うこと自体が、精神科の背景を何も理解していないということになります。

「新興宗教に入っていれば、私はきっと救われる」

「何かよくわからないけど、宗教に入っていれば神が救いに来てくださる」

そんなことを本気で信じているのは、結局のところ、精神科を信じて通っていれば精神が良くなると思っているのとまったく同じです。もう完全なる宗教レベルです。本当に重要なのは、意識の転換をはかって依存体質から脱却することなのです。

誤解しないでください。精神科の薬を一気にやめるのは禁断症状が非常に強く出るので、基本的には勧めていません。薬を減らす、あるいは、薬をやめる前に、意識を変えていかないと絶対にいけないということです。それに食事や生活の仕方も変えねばなりません。それが理解できないなら、むしろ「やめてはいけない」「減らしてはいけない」と言いたいです。発想や生活習慣が変わっていないのに精神薬を減らしたり抜いたりすると、ロクなことになりません。

意識が変わっていないのにそんなことをすると、禁断症状が出たり、「やっぱり無理」という感じで負けてしまうのです。それが、自分の変な思い込みになることもよくあります。かならず、意識を変革し、精神科の背景をよく理解してからでないと、絶対に減薬や断薬をしてはいけません。先に精神や哲学を明確にして、自分が至らないとわかってからでないと精神薬は減らせません。

また禁断症状に対する考え方も重要です。ほとんどの人はいかに禁断症状を出さずに抜くかということを考えますが、それが一番薬をやめられない考え方なのです。そうではなく症状の考え方は共通であり、禁断症状は出なければ薬はやめれないのです。もちろん出過ぎると危険が生じるので程度にはよるのですが、考え方としては禁断症状が出ない限りやめられない、実は当たり前のことなのです。ヘロインをやめるときにオイシイ思いをして症状を出さずにやめようなどと考えている人が、ヘロインをやめれるわけがないのです。

私のクリニックに来る人も、絶対みんな方法論ばかり聞きに来ます。しかし私は初診のときは、意識の転換しか言いませんし、方法論を教えません。具体的な方法は二回目以降になりますし、その方法も自分で勉強するしかないと指導します。

実は私も昔は方法論を教えていました。

「このような方法で薬を減らせば良いでしょう」

最初はこう言っていました。しかしなかなかうまくいかないのです。それは、意識が変わっていないからだと後で気づきました。ですから、必ず先に意識の転換からやらないといけないのです。方法論は、自分で何回も何回も本を読めば見えてくるものは見えてきます。本書では割愛いたしますが、具体的な断薬や減薬の方法は、拙著『心の病に薬はいらない！』に書いてありますので、参考にしていただければと思います。

それに自分で勉強するということは自立を意味しています。しかし、先に意識が変わっていないと、自立と程遠い状態になってしまいます。ほとんどすべての人はまだやってもらえると思っていて、医者に依存したままなのです。

重要なのは、自分の意識がどう変わっているか。

意識の転換がどう行なわれているか。

自分の頭の中の発想がオセロとしてどのようにひっくり返っているか。

それが、すべてなのです。

親が病気を作っている

私は『医学不要論』の中で、筋ジストロフィーと子どもが宣告されて医者も治せないと見放された患者が、意識を転換することで病気が治ったという例を紹介しました。実際、意識を変えるだけで治るわけではないのです。ただし、意識が変わると大きな変化が現れます。

「今まで俺がやってきたことや子育ては全部無駄だったのか」

そういう問題から意識を変えていくと、「俺はなんて愚かなことを子どもにしてきたんだろうか」と考えるきっかけになり、まったく違う対処法が見えてきます。その時点になっていろいろと必死に調べ出したりするわけです。

そうすると初めて、難病でも末期ガンでも治るチャンスが出てきます。ですから、精神病よりも末期ガンや難病の人のほうがまだ治りやすい、ということも言えます。〝意識〟と〝気づき〟を持つことが大きいのです。

おそらく、病院に行ってガンの三大治療をやったりステロイドなどの治療をしている段階では、気づきはないでしょう。それでは助かる可能性も低いのです。しかも親や家族がよくない場合が多いのです。実は、親や家族が病院で本人に既存療法を行なわせている例がたくさんあります。

例えばある精神科患者が来ると、たいていは親や家族が最初に行かせているのです。確かに、その患者には何かしら問題があるでしょう。不登校で学校に行かないとか、うつで会社に行かなくなるとか、何かパニックを起こすようになるとか……。そういう事実があるにしても、そのときにもっと深く話し合ってみましたか、と問いたいです。あまり深く考えないですぐに精神科、が多すぎるのです。親や家族であったら、自分たちで相談しあって全部自分たちで解決することが大切なのです。

まず病院に連れていこうというのが間違いです。精神的な問題や社会的な問題を考えれば、いきなり病院に連れていくという選択肢は最初に出てきません。それなのに連れていくというのは、相当に権威主義だということです。その結果として、患者は薬漬けになってしまうのです。実際に、家族と精神科医がタッグで薬漬けにしたという事実があるのに、当人たちは悪くないと言います。

特に、子どもに薬を飲ませて平然としている親もいます。そういう親は「毒親」と言わざるを得ません。そのように毒親になった人が、あるときに部分的に気がつくときがあるのです。

「精神薬はいけないのかも」

しかし毒親というのは一筋縄ではいかない毒ぶりなので、そう気づいたりすると、今度はその親たちは本人がろくに勉強してもいないのに、自分たちの都合で薬を抜いたり減らしたりします。本当は本人自身が、精神科の実情と薬の問題をすべて自覚しなければいけないのに、「あなた、これを飲んじゃ駄目よ」となるわけです。本人が「今まで飲ましていたじゃないか」と疑問に思うことでも、親は平気でしてしまうのです。

薬を減らすということ自体も、良いことをやっているつもりなのでしょうが、自覚がないと言わざるをえません。親は子どもに無理強いをしてきたという深層心理に対する自覚がないわけであり、常にそういう親がいます。それなのに、「私は子供が治るために必死に努力してきました」と言います。果たして、本当に努力したのでしょうか。

私は、「必死に努力していない」「自分で何も考えていない」「己を否定できていない」

と思います。親がどれだけ子どもに無理を強いてきたか。そういう自覚がないのが問題です。自分を見つめ直して反省することがない、というのが毒親の現実です。精神科の家族を見ていると、本当にそういう人が多いです。これはただ精神科だけの問題ではないということが、昔から言われています。アダルトチルドレンという問題もすべて同様で、親に問題があります。

私のクリニックに親子が来ると、患者はよく泣きます。私の言葉がきっかけであろうと、その通りだと思っているから泣くわけです。ずっと思っていたけれど、周囲が理解してくれなかったという意味で、薬を飲んでいた患者は泣きます。そのときの親はどうでしょうか。とにかく最悪そうな顔をしています。それが現実です。「自分たちが良ければすべていい。それなのに正義面をしてごまかす」ということが、要するに特に精神科患者の親たちがやっていることなのです。

問題を心の底から直視できない親は、何をやっても絶対に中途半端です。そうなると、大体の行動パターンも決まってしまいます。例えば精神薬を減らしていくとします。このときは本人の意識が大事なのですが、それなのに家族が「絶対に減らしてやめさせたいです」と口で言うのです。私は、そんな言葉を信用したことはありません。今までやってきたことを思えば信用するところなど微塵（みじん）もありません。

そしてそういう人が簡単に減らしていくと、その後に禁断症状が出るのです。結果、禁断症状が出ると暴れたり何かが起きることがあります。すると、何かが起きると終わりとばかりにすぐに精神病院に毒親は入れたりします。ヘロインという違法ドラッグを抜くときに、人間が暴れるのは当たり前なのです。それと同じことが起きてしまうという、その自覚や発想がなければいけないのですが、それがないのです。

むしろ自分が投薬させていたという自覚もありません。ですから、暴れると手に負えないという言い訳をして病院に入れたりするのです。しかし、本当に反省している親というのは、少々暴れたりしてもその場で病院に入れたりしないで、きちんと自分で見ています。そういう親子に奇跡が起きるのです。しかしながら、奇跡を起こせない親が多すぎます。私が本当にそういう患者の親だったら、山に別荘を借りてでもやり抜きます。そこまで本気になってほしいのです。

自分は正義のためにやっているというか、良いことをやっていると思っているわけです。今度は、それに気づいた後でも、またしても、自分は気づいて良いことをやっていると嘘をつくのです。それが毒親の特徴です。そういう毒親がそばにいるかぎり、精神薬は絶対にやめられません。本当の意味で良いことというのは、禁断症状が出たときに、暴れようが何しようが自分たちだけで全部支えるという気概を持つことです。実際にそうした行動をとることだけが本当の意味で良いことであり、子どもを救うことなのです。しかし現状は、実際には口だけの場合がほとんどです。

この項の最後に自己正当化を繰り返す「毒親」の典型的な言動例をご紹介いたします。これは、私の著書である『子どもを病気にする親、健康にする親』でも書きましたが、とても重要なことなのであらためて記します。

●毒親は、子どもに薬を必ず飲ませるが、自分が飲むことはない
●毒親は、「自分たちの育て方は悪くなかった」と必ず言いはる
●毒親は、自分たちの思いつきで必ず薬を増やしたり減らしたりする
●毒親は、子どもよりも先に自分の主張を必ず述べる
●毒親は、最後は権威を盾(たて)にして、自分を守る
●毒親は、自分の子どもたちに発達障害という病名を必ずつける

精神薬を抜くには人間関係が重要

今の日本人は自覚が足りません。要するに、周りからの体裁（ていさい）や常識のほうが優先なのです。あるいは自分の面倒くささのほうが優先しています。その人が本当の意味で自覚できているかどうかは、行動を見ればわかります。例えば、「そんなこと言ったって、暴れたらもう手に負えないじゃないですか」というような言葉を発します。

私は、「お前らがその状態を作ったのにふざけんじゃねえ」と怒ります。「もう精神病院に入れないで、手足を縛ってても何してもいいですから」と言う患者はたくさんいます。しかし、親は絶対にやりません。やはり一番のネックは、親や家族なのです。これはもう人間の差別意識の表れと言っても良いかもしれません。家族のある一人だけを犠牲にすると、自分たちは良い思いができるわけです。あるいは、「お前がここにいるから悪いんだ」と言っておけば、自分はストレス解消になります。

本当に家族を大事にしていたら決してそのような結果になりません。家族みんなが協調してやっていれば、精神科に行く必要がないのです。結果を見れば一目瞭然(いちもくりょうぜん)です。どんな言い訳をしようが、途中の経過を聞かなくても良いでしょう。結果はなるべくしてなっているわけです。結局、精神科の薬をやめたい人たちは、みんな家族に邪魔されています。ここには、虐待問題、ネグレクト、アダルトチルドレンといった問題がからんできます。それが、他の病気で薬をやめるケースとの大きな違いです。ステロイドの場合は、結構親もわかってくれることが多いのですが……。

他の病気の場合は、家族が協力してくれるときがあります。ただし、ガンの場合は、三大療法や今の医学の嘘に気づいていない人は、逆に「あなた、早く抗がん剤をやったほうがいいわよ」と言う家族ばかりです。それも最悪の毒親、毒家族と言えます。そうではないという意識を持てた家族であれば、きちんと協力してくれます。しかし、どうしても精神科だけは、そういうわけにはいかないので精神薬を抜くには人間関係が重要です。

体験レポート

女性／カウンセラー

症　状　精神不安　認知障害

病状経過　10年にわたって薬漬けの日々を送る。薬をやめれば禁断症状が出ることが怖くてやめられない。しかも、病院に対する不信感が強かった。内海先生のもとで断薬に取り組む。断薬は「孤独の闘い」と覚悟していたが、「死んだほうがマシ」と思えるほどつらかった。しかし、目標を持って耐え抜き、「素敵な人生が待っていた」と今は思える。

断薬の先には素敵な人生が待っていた

私の断薬は、体調が目に見えて悪い日が続いたときに、まるで魔法が解けたかのように「このまいくと、薬に殺されるかもしれない」と思ったことが始まりです。それは、まるで本能の叫びのように、本当にある日ふっと急に思ったのです。

そのときのからだの不調は、すでに禁断症状が出ていたからだと思います。原因は、2週間程度、昼間の薬を飲み忘れていたのです。飲み忘れていたということは、私にとって必要ではなかったのでしょう。そのままやめられれば一番良いのですが、向精神薬というものは、急に飲むのをやめてしまうと禁断症状に襲われてしまう恐ろしい薬なのです。

私はそれまで継続して6年くらい、薬を服用し続けて来ました。断続を含めれば足掛け10年くらい薬が身近にありました。

私が自分の体調の変化が「薬のせいかも」と思うようになったとは言え、本当に薬のせいなのか、本当は医師に言われ続けてきた「病気」というもののせいなのか、まったくわからなくなっていました。

それを知るためには、まず薬をすべてやめてみようと思うようになりました。そして、フラットな状態に戻して、それでも本当に病気なら、もう一度治療方法を考えれば良いじゃないかと考えるようになったのです。

そのためには、まず今のクリニックではダメだと思いました。なぜなら、そこに通っている間、私は何回も「薬を減らしたい」と訴えてきました。でも、その言葉はいつも無視され続けてきたので、このクリニックでの断薬は難しいと思ったのです。

そこで、「この不調の原因を検査したい」と、どこか病院を紹介してもらえるようにお願いしました。けれど、当時の主治医は「あなたに紹介する病院はない」と一言で片づけ、しまいには「今の薬でいい？」と処方箋だけを渡そうとしました。その瞬間、私はそれまでにない不信感を主治医に持つようになり、とにかくこの病院から逃げなければと、無理やり違う病院を紹介してもらいました。

やっとの思いで違う病院に行けて、「これで助かる」と思ったのに、そこで言われたのは、「何の異常もないから、元の病院に戻ってください」という言葉でした。

私は絶対に戻りたくなかったので、違う病院を紹介してくれと頼んでも「できない」の一点張り。仕方なく自分で違う病院に行ってみても、「そんなに具合が悪いならまた薬を飲めばいいのに、勝手に薬をやめるからだよ。薬をやめたくても、ちゃんと主治医に相談しないと」などと、私の意思とはまったく関係ない言葉しか聞くことはできず、何件も病院と喧嘩をして歩きました。

そのころは、とても具合が悪くなっていて、自分の足で歩くのも精一杯な状態。なんとか近くで通いやすい病院を見つけたかったのですが、それも叶いませんでした。そして、行き着いたのが内海先生のクリニックです。

「やっと私の断薬したいという気持ちを理解してくれる医師に出逢えた」と、本当にホッとした気持ちは今でも忘れられません。

　そうは言っても、断薬は医師にしてもらえるものではありません。自分との闘いです。私は、本気で断薬したいと思った人であれば、誰でも断薬できると思っています。

　断薬に必要なのは、自分の間違いを正面から受け入れ、新しい生活を本気で望むこと。ただ、それだけだと思うのです。

　断薬を果たした人たちの多くは、つらい禁断症状との闘いを経験しています。その闘いに勝てるのは、精神医療の闇を学び、心の病のうそを知り、医師の言葉と自分の飲んでいた薬を心底疑い、「薬をやめたい。もう飲みたくない」という強い気持ちを持てた人のような気がします。そのきっかけは人それぞれだと思いますが、断薬できた人のお話をうかがってみると、みな同じような気持ちになっているような気がします。

　病気だと言われ、薬を飲み続け、その間に何ができなくなったか、何が悪くなったかを冷静に振り返って少しでも分析できれば、薬をやめて少しでも元に戻りたいと思えるようになります。

　私が一番強くそう思えたのは、料理ができなくなったことでした。減薬を手がけるまでは、料理ができなくなったことも病気のせいだと思っていました。もうずっと料理をする気力も持てないのだろうな、と心のどこかで思っていました。

　でも、自分の不調が薬のせいでは？　と思うようになってからは、薬を減らして少しでも元に戻りたいと思えるようになったのです。娘にお弁当を作ってやりたいと思うようになりました。そして私の希望通り、減薬が進んでいくと自然と料理をする気力がまた湧いてきたのです。

私が断薬したころを振り返って一番辛かったのは、完全に断薬できた後でした。減薬から断薬を目指す時期は、禁断症状が強く出ても「断薬する」という目標があるので我慢ができます。

けれど、断薬を完了してしまうと目の前の目標がなくなってしまいます。でも、強い禁断症状は、それですぐに終わりではありません。私が終わりの見えない闘いに、「こんなに苦しいのなら死んだ方がマシだ」と毎日泣き続けていたのもこのころです。

断薬してから数カ月は思うように動けず、先が見えず、肉体的にも精神的にもキツイ時間を過ごしました。でもあるとき、翌年に大学受験を控える娘を前にして、いつまでも私が「何もできない」と寝ているわけにはいかないという気持ちが湧いて来ました。

そして、自分で認知障害という後遺症を持ったことも自覚していましたし、体力が相当落ちていることを強く感じていたのですが、このからだと頭でどこまで社会の一コマとして通用するのか、どこまで社会人として復帰できるのかを試してみたいと思いました。

私は自分でカウンセラーという仕事を持っていましたが、断薬時にできる限り仕事を減らしてしまっていました。それを増やすことも考えましたが、自分でやっている仕事はつらかったら休むことが可能です。できないことは避けることができます。

けれど、それでは本当の社会復帰とは言えません。リハビリにすらなりません。リハビリというのは、できる範囲よりちょっとキツイところまで頑張らないとリハビリとは言えません。そうするには「できない」と言えない場所に放り込んでしまうのが一番だと思ったのです。

本気で職探しをし、完全断薬5カ月後には会社に通い始めました。もちろん最初は体力的にものすごくつらく、木曜日には起き上がれなくなりました。認知障害の頭では、新しいことを覚えることもとても大変で、人の数倍はメモを取らなければなりませんでした。本当に大変でした。断薬とは違う闘いの毎日になりました。

それでも……幸せでした。普通の人のように仕事ができること。毎日、外に出られるようになったこと。毎日、空を眺められるようになったことです。

ありがたいって本当に思いました。生きているって感じました。これが断薬の素晴らしさだと思います。

断薬を果たしてから家族には、「薬を飲んでいたころはすぐに死にたくなっちゃってたのに、今は本当によく笑うようになったよね」と、言われるようになりました。

薬をやめて、食べ物を食べて美味しいと思えるようになりました。美味しいものを食べに行きたいと思うようになりました。旅行に行きたいと思うようになりました。テレビを見て笑うようになりました。突然泣くことがなくなりました。思い悩んで泣き出すことがなくなりました。働けるって素敵なことです。とっても楽しいことです。

そして私は、医師に言われ続けていた「病気」ではなかったこともわかりました。薬を減らしていくのと同時に訓練も必要になりますが、睡眠薬なんてまったく飲まなくても自然に眠れるようになりました。

睡眠薬を飲まなくなって、まどろむということを思い出しました。気持よくあくびをするようになりました。あと5分寝ていたい！　という気持ちを思い出しました。

断薬は決して楽ではありません。誰にも手伝ってもらえない孤独な闘いです。でも絶対に、薬を飲み続けて生きていく人生より、素敵な人生が待っています。

そういう願いから、私はリハビリの一環としての仕事の傍ら、カウンセラー業も復活し、不眠の克服や断薬に関するご相談をお受けする活動もしています。

また一人でも多くの方に、薬の危険性、断薬の必要性をお伝えしたいと、勉強会や講演会を通じて、体験をお話しさせていただいたり参加者の方からお話を伺ったりという活動もしています。

これから一人でも多くの方に、「薬をやめて良かった」と思っていただきたいと願い、このような活動にも力を入れていきたいと思っています。そして一人でも多くの方に、本当の笑顔を取り戻していただきたい。心からそう願っています。

断薬のポイント

禁断症状がよく出たケースです。禁断症状が出るのは当たり前なのですが、この方は、もともと精神薬に疑問を抱いていてやめたいという気持ちがありました。ですから、やはり意識の問題がしっかりあったのでやめられたと思います。

しかし、一般的な精神薬をやめたいと言っているような人は、意識の問題は置いておいて、禁断症状をどのようにして軽くすればよいかしか考えていません。そのような人は、だいたい失敗します。この方は、禁断症状が出るのは当たり前だと考えていました。また、いろいろな不安や感情がでて辛くなるのは当たり前だと思えたことが大きかったと思います。（内海）

体験レポート

女性

症状　全身が痙攣する、頭がぼーっとする

病状経過　父のDVの影響で対人恐怖症になった。大学の臨床心理士の勧めで病院に行って薬漬けになってしまった。そして統合失調症という診断。悪化の一途をたどり1年後に自殺を図るが、一命をとりとめる。以後は断薬治療に取り組む。禁断症状に苦しむが、気が紛れることに熱中して耐える。学んだのは「無知の罪深さ」。精神科に頼るのではなく、自分の意識を変えることが大切だった。

やはり精神科に頼った自分がいけなかった

私は、2012年4月に特待生で大学に入学したものの、父のDVの影響で人が怖くなり、大学の雰囲気にも馴染めなかったために、大学の学生相談所へ行きました。そこでは、臨床心理士による相談が行なわれていました。

私は、「大学に馴染めなくて行きたくない。最近、大学に行こうとすると胸が苦しいです」と告げました。すると、臨床心理士に「それは病気だ。僕は精神科や心療内科にも勤めているからわかる。多分パニック障害かもしれない。精神科か心療内科にすぐに行ってください」と言われました。私は、「そうなの？　知らなかった」と素直に信じて心療内科に行き、早速薬が処方されました。抗うつ剤や抗不安薬でしたが、飲み始めるとすぐに食欲もなくなり、今まではなかった自殺願望が激しく出始めました。

あとになれば、当時私が出された薬の医薬品添付文書にすら「自殺念慮、自殺企図のリスクが増加する」などの記述があり、薬が原因で死にたくなったことは火を見るよりも明らかですが、臨床心理士に自殺を何度も試みたことや死にたいと告げると、「病気が悪化している。今行っている心療内科では薬が少ない。心療内科は出せる薬も限られているから精神科に行ってください」と言われ、紹介された精神科に転院しました。また、この頃にはからだも動かなくなっていたので、大学も休学を余儀なくされました。まだ心療内科に行きだして1カ月ほど経過した5月のことです。

休学後からは、毎週母と車で通院と臨床心理士への電話相談の生活が始まりました。転院後すぐ入院を勧められましたが断り、SCTやINVという筆記による検査を受けました。統合失調症との診断でした。

また、その医師は、私が何か言うと「○○のお薬出しましょうね」と言って、どんどん薬を増やしていきました。転院前は3種類だったのが7〜8種類、1日に飲む量も3錠から10錠くらいに増えました。

これらの薬を飲むと、からだが鉛のように重く（寝たきり）、頭はぼーっとして何も考えられない、よだれが垂れる、全身が常に貧乏ゆすりみたいに痙攣（けいれん）し、文字一つ書けないなどの症状が現れました。精神科医や臨床心理士は「良くなった」と言っていましたが、私としては死にたい気持ちも変わらず、「生ける屍（しかばね）」のようで、良くなった実感はありませんでした。

薬についてよく覚えているのは、ジプレキサという薬を出されたときです。当時の私は、メディアなどによって「細い＝良い」と洗脳されていたため、余計辛い思いをしました。ジプレキサを飲むと、食欲が全く止まらなくなりました。私は、涙を流しながら「誰か私を止めてー！」と叫び、ずっと食べて食べて食べ続けました。心は食べたくないのに、からだが勝手に食べるように動いてしまうのです。今振り返っても、向精神薬の恐ろしさを感じずにはいられません。結局、3週間で体重が10kgも増え、今まで着ていた服も着られなくなりました。

このまま悪化の一途をたどり1年ほど経った2013年7月24日、私は薬を大量に飲み、自殺を図りました。今までの自殺未遂と違うのは、意識を失ったことです。仕事から帰宅した母が倒れている私を発見し、急いで救命救急病院に連れていってくれました。何軒も病院に電話をし、やっと受け入れてくれる病院を見つけて私は何とか一命をとりとめました。

母はこの一件があり、精神科医や臨床心理士への疑念が噴出しました。もともと、臨床心理士に病院を勧められたときも、母は「大学が嫌なら休めば良い。何で病院?」と不思議に思い、臨床心理士のところに自ら行ったものの、「お母さんはわからないだけです。僕は専門家なのでわかります」と押しきられて疑問だらけだったようです。

そして、翌日の7月25日、母が内海聡先生のことを知りました。すぐに予約をとり、私は寝たきりでからだが動かない状態だったので、母が高速道路を飛ばしてクリニックを受診しました。

断薬治療に関して、薬を手放すこと自体は私にとってさほど難しくなく、むしろ内海先生の本を読んでから自分の向精神薬をゴキブリを見るような目で見ていたので「こんなの、もう触りたくもないわ!」とすぐに捨てました(ゴキブリに失礼ですが……)。問題はやめた後です。いわゆる禁断症状です。

私の場合、基本的には問題を問題と思わないように心がけました。例えば、「食欲ゼロ」。これは別に食べたくないなら食べないで良いと思いました。「不眠で一睡も出来ない」。これも寝たくないなら寝ないでいいや、という具合です。

ただ、禁断症状はそんなに甘くはありません。

どうしても辛くて問題と思ってしまうときもあるのです。そのとき私は、とにかく意識を外に向けて、自分が症状を忘れてくれるように自分を騙すことに専念しました。これは、忙しく頭やからだを使うのが良いかもしれません。辛いけれど、敢えて行動するのです。私の場合は、散歩や運動などでは紛れなかったため、思いきって9月に内海先生の許可を得て教習所へ毎日通い出したのが効果大でした。例えば、「強い吐き気」。これも結構辛かったですが、教習所に行きだしてからかなり紛れ、何とすぐに消えてしまいました。一番堪えたのは理由のない強い不安感や恐怖感に襲われたときでした。昼は教習所のお陰でとても快調でしたが、夜は家族も寝てしまっており、私一人。教習所に出かけるわけにもいかない。「押し潰されそうな恐怖」とはよく言いますが、本当に何かとても大きいものに押し潰されるような感覚が全身を襲ったのです。

「やめて！ やめて！ 潰さないで！ 助けてー！」と、夜に一人叫ぶものの容赦なくのしかかってくる。「これが薬の恐ろしさか……」と、薬の怖さを改めて実感しました。

読書でも何をしても紛れず、どうしようもなくなって、電磁波などの害を承知の上で結局テレビを利用しました。苦渋の決断でしたが、テレビで何とか紛らわすことが出来ました。ひたすらジブリの映画を見ていました。そして、いつしか免許を取得するころにはもうなくなっていました。他にも意味なく死にたくなったりいろいろありましたが、「薬のせいだ。これさえ越えれば……」と言い聞かせ、何とか乗り越えました。支えていただいた内海聡先生を始めスタッフの方々、家族にはいくら感謝をしてもしきれません。

今回学んだことは、やはり無知ということの罪深さです。私が精神科へ行った本当の理由は、父のDVでも対人恐怖でも大学の環境でも学生相談所の臨床心理士でもなかったのです。他でもない「自分」が、心を癒すところだと精神科を「信頼」していたからです。どんなに辛いことがあろうとも、精神科が人を殺すところだと知っていたら誰も行かないのです。手先と化している臨床心理士にも行かないのです。

1年3カ月ほどの薬漬け生活、断薬、禁断症状を経て、私は生まれ変わったような気持ちでいます。ずっと苦しかったけれど、今までの人生で今が一番幸せです。もちろん嫌なことがなくなった訳ではありません。それにいろいろ調べて事実を知ると、絶望的な話題も多いです。それでも、あの経験があるからか、感謝することも多いのです。毎日布団から起き上がれるってありがたい、勉強出来るってありがたい、文字が書けるってありがたい、自分を応援してくれる人がいるってありがたい、そもそも生きているってありがたい……こういう感じなのです。

「変わらない過去や他人に支配された人生ではなく、自分の人生を生きるんだ!」

そう思ったとき、薬を飲む以前にあった、過去のトラウマや対人恐怖などのネガティブな感情も影を潜めるようになりました。

薬を飲んでいる人へ、私は伝えたい。今精神科で苦しい思いをしているのは、当たり前だよ、と。断薬して禁断症状を乗り越えたら、こんなに素晴らしい人生が待っているんだよ、と。

断薬のポイント

精神薬をやめられない人は、自分の症状や自分のネガティブな面に意識を向けます。そのような人は、だいたい失敗します。この方はジブリの映画を観るなど、外側に意識を向けていました。これは、減・断薬するうえで、とても重要なことです。(内海)

体験レポート

60歳／男性（行政書士）

症　状　うつ、不眠、疲労感

病状経過　多忙な仕事と親の死がきっかけで、「うつ」の症状が出た。病院で抗うつ剤と睡眠剤を処方された。以後は薬でコントロールされる生活になった。それまでの診療に不信感を持ち、断薬に取り組む。1年以上の時間をかけて抗うつ剤を減らす。辛かったが、薬ではなく自己免疫力で治ると確信して、苦しい症状を乗り切った。

薬ではなく自己免疫力で治す

当時の私は、仕事（委任を受けて会計事務等を行なう業務）が忙しく、いつも期限に追われていました。土曜も日曜もなく、さらに夜も夕食を済ませると夜中までパソコンの前に座る毎日でした。

さらに、骨折で単なる外科手術で入院したと思っていた父を、肺に水がたまりあっという間に見送りました。この間ほとんど不眠で葬儀を終えた私は、父の死を受け止められないまま、遺品の整理や押し寄せる仕事に戻らざるを得ませんでした。

父の世話がすべてだった母は、生活の気力をなくし、一人では置けないと判断して同居することにしました。私は、母と妻との3人の生活で、これまでの生活習慣の違いから来るストレスが高まっていったように思います。

仕事もますます忙しくなり、期限に間に合わなくなるのではないか、何かミスを犯して仕事をなくすのではないかとの不安が満ちてきました。夜中に突然目が覚め、追われている仕事のことがとりとめもなく頭を巡ります。そのうちに起床の時間になると眠くなり、その眠気を払って起きるとからだが重く、そして、だるさを抱えたまま仕事に向かう日々になっていました。

何かおかしいと思いながらインターネットで検索してみると、「うつ」の症状によく当てはまり、とにかく今日病院に行かなければもうダメになるという思いにとらわれました。

診察の結果、「大丈夫、良いお薬があるから」と抗うつ剤と睡眠剤を処方されました。落ち着いた優しい眼差し(まなざし)の先生の話と、掲示板の回復した患者さんの手紙をみて安心しました。

パンフレットにあった「心のかぜ」という言葉に、風邪薬と同様にしばらく抗うつ剤を服用すれば、風邪と同じようにうつも治るものだと思っていました。週に1回から2週に1回と通院の回数は減り、精神的には多少落ち着いてはきたものの、風邪が治るようにうつが治るという感じではありませんでした。

先が見えずにいると、先生から「コントロール」という言葉が出てきました。そのとき私は、「ああ、これからはずっと薬を服用して、コントロールしながら生きることになる。治るということはないのだ」と、思いました。

2週間に1回、2時間待って5分の診察、体調を話して薬をもらう。患者の多さにみんな苦しんでいるのだと、妙な納得感を持ちながら通院していました。そのうちにだんだん睡眠薬が効かなくなり、少し長く眠れる薬、もっと長く眠れる薬、早く眠れる薬と、どんどん増えていったのです。さらに、明日ちゃんと起きられるように、と夜8時になったらこの睡眠薬、9時にはこの薬、10時にはこの薬というように、眠りを薬でコントロールするようになっていました。

それに伴い、からだにも様々な異常が現れてきました。まず現れたのは、後頭部から上背部にかけてのほてり感です。冷却材を首の後ろに当てながら仕事をしました。そして目がかすみ、TV画面の文字がかすんで読めなくなりました。声がかすれ会話がしにくくなり、のどに梅干が詰まったような感覚にもなりました。そして、とにかく頭が痛く、頭痛はほとんど1日中でした。頭の皮が鉄カブトのような感覚です。頭を締めつけられるような、皮膚も感情も麻痺した感じでした。

帰宅の車中で歯を食いしばっていることに気づき、あごの力を緩めることも度々でした。しょっちゅう下痢をし、頻尿で日に幾度となくトイレに行き、出が悪く排尿感がないのでよくズボンを濡らしました。

足の冷えもひどく、夏でも足先はとても冷たくて湯たんぽを置いて温めました。漢方医の先生からは症状にあわせ、様々な漢方薬を処方されましたが、ほとんど改善されませんでした。からだの不調のために無口になり、職場内の対人関係も悪くなっていきました。必死に「コントロール」を心がけていました。

1年半ほどたったころ、母が急に立てなくなり、救急で入院したところ特発性間質性肺炎を発症したことがわかり、3週間ほど集中治療室に入りましたが、最後は痛みをとる注射を受けながら死を迎えました。

母の葬儀と初七日を済ませて診療に行くと、これまでの主治医の先生がいらっしゃいませんでした。転勤なのか退職なのかもわかりません。私は、新しい先生に母の死で非常にストレスが高まり、症状が悪化したことを告げました。すると、これまでのカルテも見ず、こともなげに「それじゃあ、この薬を追加しましょう」と言って3分で診察は終了しました。さすがに、不信感で一杯になりました。このような気持ちから、病院は変更しようと思いました。

私はインターネットを見て知った、松田医院和漢堂に期待して訪ねてみようと決心をしました。

平成23年4月9日、初めての診療で、うつ病のメカニズムとそれに対応する治療方針（栄養療法＝薬を栄養に置き換える）をお聞きし、とても納得できました。そして、治療がスタートしました。漢方薬に置き換え、それまでの薬を一つずつ減らしていくというものです。薬局でも、松田先生の処方で同病の方が治癒されていますと言われ、病気に立ち向かおうという気力が生まれました。最初の診察と同時に受けた鍼治療で肩こりなどのからだのこわばりが復活し、「これが本当なのだ。肩こりを感じないのは、薬でからだの感覚が麻痺させられていたのだ」と実感しました。早速、松田先生に薦められたサプリメント（ビタミン剤）を購入して飲み始めました。食事も炭水化物を減らして糖質制限しました。免疫を高める方法として、「あいうべ体操」と足の冷えの改善のために、足指、足首の回転マッサージを毎晩お風呂の中で行ないました。デスクワークのときには「プルプル気功体操」を行ない、からだを温めました。体力づくりと思って妻の買い物について行くのですが、歩く速度についていけず、駐車場から店の入り口まで行くのもとても遠く思えました。

しかし、ビタミン剤の効果と思いますが、次第にからだに力がついてきて、休日には30分程度のウオーキングもできるようになりました。妻と気持ちの持ち方などを話しながら、1時間、2時間とだんだん長く歩けるようになりました。

そして、朝は起床して縁側に行き、朝日に向かって松田先生に教えられた「撼天柱」を行ない、太陽の光を浴びることを日課としました。出来る日には昼休みにも30分程度散歩をするようにしました。だんだん心が落ち着くようになり、休日前には、睡眠剤を飲まない日として、一つずつ減らすチャレンジをしていきました。からだの変調は相変わらずで、特に頭痛がつらく、最初の「Bスポット療法」は痛みも強くてあまりやりたくありませんでした。しかし、「矢追インパクト療法」では少し楽になりました。

雨の日など天候が悪い日に、特に頭痛がひどいことに気づきました。そのことを松田先生にお話しすると、「ああ、気圧アレルギーですね」とサラッと言われ、ナイアシンを処方されました。気圧アレルギーという言葉にも驚きましたが、効果も劇的でした。本当に頭痛がよくなりました。重い気分は続いていましたが、睡眠剤が少しずつ減っていき、それに伴って頭を覆っていた膜が1枚ずつ剥がれていくような感じで、感覚を取り戻し始めました。

3カ月ほどたった6月の休日、体力づくりのために梅ちぎりに行きました。汗をかいたところに、梅畑にサーっと風が吹き渡り、その瞬間、頭の中のスモッグが吹き払われたように重い気分が晴れました。それから、薬が抜けるのと比例するように、薄皮をはぐように不快な症状が薄れていきました。

さまざまな症状が、それまで服用していた薬の副作用によるものであることを実感しました。診察のたびに減らす薬の話をするのが楽しみになりました。そのころ受けた松田先生の気功で、帰りの車中ではからだが熱いくらいで、うつは治るということを実感していきました。

最後の難関は抗うつ剤でした。1年以上の時間をかけて減らしていただきましたが、その途中の離脱症状は本当につらいものでした。頭がクラクラし、ちょっとした食器のカタカタするような音でも、お寺の鐘に頭を突っ込んだようにガンガンと響きました。薬の怖さというものを身にしみて感じました。

「コントロール」と言われ、薬を使って感情も感覚もないまま、一生を送ることになるのかと諦めていたところに、松田先生と出会いました。薬ではなく自己免疫力で治ると確信して、その希望で離脱症状を乗り切ることが出来ました。今では、一切の薬を服用することなく、睡眠も十分にとれ、体力も回復して逆に太りすぎに注意しなければならないほどになりました。これもひとえに、松田先生の診療の賜物と感謝しております。

★主治医からのメッセージ

／松田医院　和漢堂　松田史彦

この方は当時、行政書士の仕事が忙しく過労に加え両親が続けて亡くなられ、うつ的状態となり向精神薬を大量に投与されてしまったのです。

初診時（平成23年4月9日）は、薬の副作用による不眠、疲労感、筋肉のこわばりなど数多くの症状があり、精神的にも体力的にもかなり落ちていました。GOT54、GPT102と薬剤性肝障害も併発していました。服用していた向精神薬はトレドミン（25）4T、テトラミド（10）1T、デパス（1）1T、フルニトラゼパム（1）1T、レンドルミ（0・25）1T、ハルシオン（0・25）1T、さらに漢方薬3種類（加味逍遥散7・5g、柴朴湯7・5g、竜胆瀉肝湯7・5g）が処方されていました。

まず、無効であった漢方をすべて中止し向精神薬を徐々に減量していく方針をとりました。離脱症状に対して栄養療法、気功、また改めて漢方を検討するなどさまざまな代替療法を併用していきました。セルフケアにも積極的に取り組まれ、約1年半かけて向精神薬を完全断薬することができました。現在は通院されておらず、栄養サプリ、漢方も含めすべて中止され明るく積極的に仕事をされています。

第3章

社会には断薬を妨げる毒がある

医学や食の世界は社会毒ばかり

病名はすべてウソ

この章のはじめに、社会毒というものを簡単にご説明いたします。詳しく知りたい人は、拙著『医学不要論』や『医者とおかんの社会毒研究』などに書いてありますので、参考にしていただきたいと思います。

社会毒とは、現代の人間社会がもたらした、古来の生物的世界に反する内容を持った物質たちの総称です。つまり、昔は人が食べたり使用しなかった物質が、人体に悪影響をもたらすということです。この社会毒というものが、現代の世の中に蔓延(まんえん)しています。

今の西洋医学や製薬会社は、薬を作ったり使うことしか頭にありません。その代表格がステロイド剤、アレルギー薬、免疫抑制剤です。薬全般は社会毒であり、その中でも、特にアレルギーや免疫病を誘発するものがワクチンです。ワクチンは、感染症の予防効果がないだけではなく、膠原病(こうげんびょう)やアレルギーなどを誘発する薬ということが科学的にもわかってきました。

また、食の社会毒は、砂糖類、加糖類、牛乳、乳製品、添加物、人工甘味料、グルタミン酸ナトリウムなどたくさんあり、一つずつ挙げたらきりがありません。さらに、フッ素もそうです。他には、遺伝子組み換え食品、農薬、プラスチック製品、ホルムアルデヒド、ベンゼン、ナプキンなどの有機溶剤、ダイオキシンのような環境ホルモンもそうです。最近の石鹸や洗剤、シャンプーやリンスなどの中にも化学物質や殺菌剤が山ほど入っています。

そして、トランス脂肪酸、酸化している油、塩素もそうですし、ホルモン剤や抗生物質も同様です。また、海外から輸入される果物の中には農薬や殺菌剤が山ほどありますので、そのようなところからも毒性が出てきます。詳しくは、第6章を参照してください。

挙げれば本当にきりがありません。水道水には塩素だけでなく、アルミ、鉛、有害ミネラル、水銀、ヒ素もあり、そのようなものが病気をもたらす原因になっています。特に、平成以前に作られた水道管は要注意です。水道管が劣化してくると、有毒なものが水道水に流れやすくなってしまいます。そのようなことがわかっているので、浄水器のメーカーはそれをビジネスにしているほどで、社会毒と総称できるものが際限なく増えています。

他にも身近なところでは、ナノ化粧品もそうですし、嗜好品でいうとタバコです。タバコは添加物がてんこ盛りで、砂糖も入っているし、副流煙は毒性が強いのです。それだけに、副流煙の毒はもっと強調されて良いと思います。また、過剰なカフェインや健康ドリンクに入っているようなタウリンも摂りすぎると毒になります。アルコールも過剰に摂ると同じように強力な毒性を発揮しますので、そのあたりも注意しなければいけません。実に多岐にわたって社会毒が蔓延している実態がわかるでしょう。

要するに、社会毒というものを各論で考えるのではなく、総論で考えるとすれば、昔は明らかになかったものだと言えます。文明が生み出してきたものがほとんどなのです。もちろん、最近で一番強力な社会毒は放射能です。１００万年前には、水銀やヒ素は自然界に少しはありましたが、基本的には人工の放射能もありませんし、プラスチックも農薬も遺伝子組み換え食品もなく、砂糖も生成されていませんでした。さらに、牛乳を飲む習慣もありません。すべてがなかったと言っても過言ではありません。

ですから、昔の古代民族たちは非常に健康で長寿だったことがわかっています。古代の人たちは不健康だったと思っている人が多いですが、それはまったく違います。不健康ではなく、ガンにもならず虫歯にもならず、アレルギーやアトピーにもならなかったのです。彼らが平均寿命が短いと思われているのは、幼児死亡率が今より高いことと外傷などで今と違い死んでしまうことが多いからです。

それでは、なぜ現代人はすぐに病気になってしまうのでしょうか。このことを真剣に考えなければならないと思います。毒物は誘発されて存在しているわけですが、逆に言うと、誘発させている何かがあるのです。これは、企業ということになります。企業をさらに陰謀論的に解釈すれば、特別な意図を持った人たちが病気を作り出しています。

しかも、作り出した後に、医療でさらに吸うようなマッチポンプ構図を作っています。そのために対症療法しかしてはならない、という医療組織を作り出したのです。これは歴史を見ればすぐにわかるような当たり前の話です。このような背景を知っておかなければ、今風に言うアレルギー、膠原病、難病、自己免疫疾患という名前をつけられている病気が、良くなる見込みはないということです。もともとそんな病気はなかったのです。さらに言えば、今病院で告げられている病名はすべて嘘だということです。

仮に、自己免疫疾患、アレルギー、膠原病などといった病気を一切薬を飲まないで治癒したいのであれば、その病名がすべて嘘だということを意識として認識できるかどうかにかかっています。実際、副作用だらけのステロイド薬とよく言われますが、ステロイドだけが別に副作用だらけの薬でも何でもなく、免疫抑制剤とステロイドもたいして変わらないのです。むしろ、免疫抑制剤のほうが下手（へた）すると副作用が大きいと言えないこともありません。強力な免疫抑制作用があるので、感染症にかかりやすくなります。そのあたりは特に注意が必要です。

また、アレルギーの薬（いわゆる抗ヒスタミン薬など）をかなり軽く考えてしまっている人が多いようです。花粉症の薬も市販の薬局でも売られていますが、非常に強力な薬であり、危険な薬の代表格と言えます。なにしろ、アレルギーの薬は精神薬とほとんど変わりません。ヒスタミンというのは脳のホルモンに直接作用する物質で、精神作用がすごく強いのです。そのために、抗ヒスタミン薬やアレルギーの薬を飲んだりしていると、精神不安定になったり、うつになったりします。

また、よく副作用で言われるのが眠くなるということです。眠くなるというのは、要するに精神作用だからです。脳に影響を与えているから眠くなるわけです。このような原因を軽く考えてはいけません。その結果、新しい病気が生み出されてしまうのです。このことに、気づかない人がいること自体が残念でなりません。

ステロイドや免疫抑制剤は毒性の強い薬

膠原病やアトピーに対して、免疫抑制剤を使用することはとても危険です。はっきり言って、免疫抑制剤は無駄なものです。膠原病の場合は、発症した最初のときに死にそうになるという人がたまにいます。これは、自己免疫の暴走が起こっているのです。細胞がからだ中を傷つける状況になっていて、命がとても危険な状態に陥っています。その場合は対症療法も必要だと思います。その際にステロイドを使用することは、部分的に当然あると思います。しかし、危篤状態でもないのにステロイドを大量に使っているのが現状です。

アトピーで死にかけている人はほとんどいません。実際は、軟膏を塗って処置をして、塗らないとぶり返すということをやっています。これをステロイドリバウンドと言います。この状態を繰り返して治らなくさせていることを指しています。本当に生死にかかわるような膠原病や難病の一時的な対処には、対症療法が必要な場合もあるでしょう。しかし、そのような場合でないときに、ステロイドを何度もしつこく使っているのは、からだを対症療法の強力な毒薬で痛めつけているのと同じことです。その結果として、別の病気を生み出すことになるのです。

西洋医学の医者は、毒薬でからだを痛めつけているという視点が一切ありません。ですから、彼らには何も治すことができないのです。このような状況を、一般の人はしっかり受け止めて考えなければなりません。ステロイドは精神薬と同じで、非常にリバウンドしやすい薬です。下手に抜くと悪化しますので、注意しなければならない薬の代表格なのです。しっかりとした知識を勉強しないで、ステロイドを安易にやめたりすると、精神薬を抜いて禁断症状が出るのと同じで、リバウンドします。

また、アトピーの軟膏も強力なリバウンドをします。膠原病の場合でも、やるべきことをやらないと当然リバウンドします。

本来、難病や膠原病で死に至るような危険な状態になることはそれほどありません。しかし、なぜそうなってしまうかと言えば、生活や食事の仕方などが生き方を含めて最悪だからです。それなのに、現代人は何も考えないし、言われても認めません。そこに大きな問題があるのです。

結局のところ、意識を変える気がないから大病を患うのです。これは、医者や製薬会社だけの問題ではありません。その患者と家族が、己の愚かさを真剣に認めることができない限り、生活や食事内容などさまざまなことが変わりません。薬だけが怖いみたいな話をしていても、本人の意識が変わらないと何もならないのです。

病気の人は食事がデタラメ

病気に対して大事なことは食事療法です。ただ、食事だけ変えても無駄です。食事は初歩中の初歩であり、日々の予防としては食事が一番大事ですが、良い食事をとって意識を高め解毒(げどく)をすれば、簡単に病気にはなりません。

やはり、病気になっている人を見ると食事がデタラメです。これは100%確信できます。ですから食事が初歩だと言っているのです。さまざまな代替療法を試してみるのも大事です。代替療法をアクセントに加えることで、食事療法との相乗効果が高まり、良い効果が出てきます。それこそステロイドも減らしていけますし、やめられるという状態に導かれていくでしょう。

最終的には、患者や家族がしっかり自分で勉強し、選択して決定するということが重要なのです。代替療法であろうが西洋医学であろうが、丸投げしているかぎりは駄目だということは間違いありません。特にステロイドはそのような傾向があります。

根本的に言うと、なぜ昔の人はアレルギーにならないのか、ということを考えないといけません。例えば、昔もスギ花粉はいっぱい飛んでいました。ですが、スギ花粉が飛んでいても昔の人はほとんど花粉症になりませんでした。100年前の人はまったくありませんでした。それなのに、なぜ現代人は何千万人もスギ花粉症になるのかを考えなければいけません。

これを説明するときによく言われるのが、化学物質過敏症です。そして、その化学物質

図2／現代のスギ花粉には毒性物質が付いている

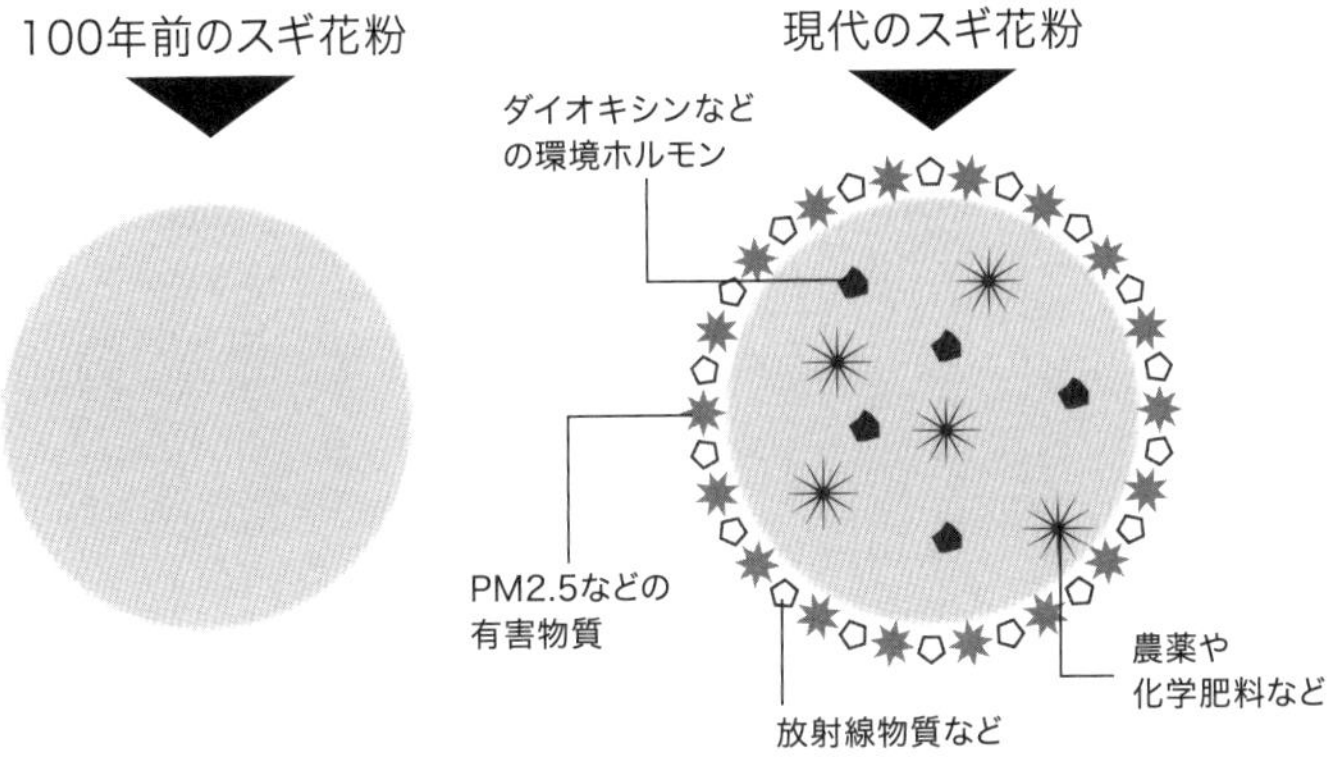

がどこにあるのかを考えなければいけません（図2）。それは、花粉の中と外に化学物質があるのです。100年前のスギ花粉には化学物質はほとんどありませんでした。今は、化学物質がスギ花粉の中にも外にもたくさんあります。

本来、私たちはスギ花粉の1個1個を認識できません。目で見てもわかりません。究極的にいえば、私たちの頭の意識というものは、良いか悪いかを本当に捉えることはできません。しかし、からだはセンサーですから、ミクロに反応します。汚いものが飛んできたら速攻反応するのです。特に、からだに不必要なものだと判断すると、押し流したり洗い流したりしようとします。結果として、くしゃみや鼻水が出るのです。

花粉が悪いのではなく、化学物質がもっとも問題なのです。さらに、社会毒である、砂糖もの、牛乳、ワクチンというものが誘発する構図になってしまっているのです。結果的に考えれば、化学物質や社会毒を排除していかなければなりません。あるいは、免疫が良い状態になるように工夫しなければならないのです。

この「良い状態」ということをもっと考えてみると、ある意味では、暴走しているというか、過剰に反応している場合があります。しかし、過剰な反応とは言っても、むしろその反応が普通とも考えられます。過剰に反応しているという言い方がおかしいのかもしれません。過剰に反応できない人は後で爆発します。毒をいっぱい溜(た)めこんで、ガンになったりしてしまいます。ですから、逆にアレルギーが出ているということはうれしいことなのです。しっかり毒を排泄(はいせつ)する行為をやってくれていると考えたほうが良いのです。

しかし、考え方が逆になりがちです。ステロイドやアレルギー薬を使うのは、追い出す動きを抑えていますので、毒をたっぷり取りこんでしまいます。しかも、ステロイドやアレルギーの毒もそのまま取り込んでいるので、ますます病気になります。そうすると、そのときは良いかもしれないのですが、後で必ず別の病気を何個も何個も生み出してしまいます。

結果的に、別の薬を投薬して、結局は薬が何十種類にもなるというドッボにはまるわけです。そうなっても、「しょうがありませんね」と西洋医学は言いますが、「しょうがない」というのはとんでもないことです。自分たちで作った医原病だという構図をはっきりさせなければなりません。むしろ、根本的にどうしたら良いのか、とつきつめることによって、頭の中に対処法が出てくるのです。

方法はいくつもあります。ホメオパシーという方法を使う人もいれば、他の波動医学、量子医学で対処しようという人もいます。あるいは、いわゆるナチュロパシーという自然療法的なもので対処しようとする人もいるし、東洋医学や代替療法に頼る人もいます。人はそれぞれですが、どの方法でないといけない、というものはありません。

早く気づいて対応すること

どの方法でも根本的なところにしっかりアプローチしていれば、治る人は治るのです。ただし、何度も繰り返していますが、最も重要なのは認識の変化を持つことです。つまり、大切なことに気づくことなのです。私は思想の逆転と言っています。また、オセロをひっくり返すという言葉を診療のときによく使います。自分が黒だと思っているものは全部間違っているから、白にひっくり返す必要があります。けれど、気づかないと、白にひっくり返せないのです。

困るのは、「私、間違っていない」と言いたがる人です。これは精神科でも全部同じです。間違っていないと思っているかぎり、残念ながらその病気や症状が良くなることはありません。一度は自分が駄目だと思えないといけませんし、自分が今は最低のラインにいることに気づかないといけないのです。ずっと最低のところにいる必要はありません。

病気は自分が招いたものなのだと認識することです。社会は確かに悪いのですが、それは社会だけではありません。その社会も、自分たちでそのような社会にしてしまったのです。結局、自分が招いたものなのだから自分で責任を認めて、発想を逆転させていかないといけません。そうしないと、劇的な変化が起こらないのです。

まずは意識のほうが先です。東洋医学で言う「心身一如」の心のほうが先にきて、そのあとに食事療法や他のいろいろな代替療法に取り組むべきです。そうすれば、からだのほうもしっかり作用して、良くなるという経過をたどることができます。必ず認識を転換させましょう。意識の転換、発想の逆転……それがこの分野でももっとも重要なことです。

実際、ガンの場合は、結構それが得やすいのです。余命3カ月と言われたら、最初は茫然となります。「死ぬ、死んでしまう」と落ち込み、崖から落とされた気分になります。しかし、末期ガンだと宣告されている人のほうが、末期ガンから逆に生還しやすいのです。逆に、ただビビって閉じこもっている人は、結局そのまま恐怖に負けて死んでしまいます。それはあまり喜ばしい状況ではないでしょう。それよりも、

「なんで、こうなってしまったのか」

「俺が結局、自分で末期ガンを招いてしまったのか」

「ガン治療してみたけれど、良くならず、だらだらと対症療法を続けてしまった。その結果がこれか？」

と考えることが重要なのです。それは当たり前です。西洋医学は結局、治すための医学ではないのです。

「いろいろとガン治療しましたけど、これ以上は無理です」

そう医者から言われて初めて気づくのです。そうすると、そのまま死のうと思うか、もう少し他の方法を探してみようと思うか。そこで、発想をひっくり返して他の方法を探すと、その人にものすごいチャンスが生まれるのです。つまり、末期ガンと言われた人にもチャンスが生まれるということです。

何度も言いますが一番重要なのは意識の変革です。初期のガンなら、誰がやっても治るときは治るし臓器をとってしまっても治ったようにみえます。しかし、本当に治っているわけではないかもしれませんし、私は自分自身は初期のガンでも手術はしないと思います。というより私に初期のガンがみつかることなどないでしょう、なぜなら検査しないからです。検査するから病気を見つけたふりをして医原病に導かれます。実際、欧米各国では検診や人間ドッグなどあまりやっていません。病気探しに躍起(やっき)になっている最良のふりをした最悪医療、それが日本の医療なのです。

結局のところ、食生活が変わらなければ、5年後、10年後に別のところにガンができたりします。それは、根本が変わっていないからです。患者の意識が変わらなければ、また病院に行って、無駄な検査をしまくるでしょう。その際には放射線をたくさん浴びて、別のところにガンができてしまうことになりかねません。

薬をやめた後にどう生きるのか

私も西洋医学を全否定しているわけではありません。対症療法は、救急医学では役に立ちます。しかし、慢性病や現代病には役に立ちません。なぜなら、対症療法を受けることは、一生薬を飲まされ続けるということなのです。これは私だけではなく、海外の科学者であれ日本の真っ当な人であれ、みんな同じことを言っています。今、普通の西洋医学の医者でさえも、少しずつ言いだす人も出てきています。これは当たり前の話なのです。結局、それに反発している人たちは、利権側に誘導したくてウズウズしているのです。そのことに患者の側が気づくかどうか、なのです。

これからおそらく、アメリカやヨーロッパの西洋医学が代替療法にシフトしていきますが、日本も少しずつそういう方向になっていくかもしれません。そもそも代替療法というのがおかしないい方で、もともと代替療法というものを含めての医学だったのです。昔の西洋医学では五大療法といって、アロパシー、ホメオパシー、ナチュロパシー、サイコパシー、オステオパシーがありました。それをイガクムラとロックフェラーに代表される人々が、アロパシーのみを西洋医学にしてしまったのです。

これから鞍替(くらが)えしていくインチキな医者がいっぱい出てきます。ハッキリ言うと、代替療法に鞍替えしてくる人のほとんどは全然勉強していません。ですから、そういうところを見極める目を持つことが大切です。さらに言えば、代替療法の医者だから信用して丸投げするという姿勢が一番最悪なのです。

西洋医学の医者や代替療法の医者に丸投げしたらいけません。そうではなく、結局、治せるのは自分だけという自覚を持つことです。医者が治すわけではありません。あなたが自分で治すのです。何度も言いますが、そこに気づくことが一番大切なのです。

一番こわいのは、代替療法であれ何であれ、患者を通わせ続けて、薬漬けにすることです。あるいは、サプリ漬けにするなどです。つまり、薬漬けがホメオパシー漬けに変わっただけなのであるなら、やはり意味がありません。副作用はそのほうが少ないからマシかもしれないですが、状況は何も改善されません。それなら、治療と名乗ってはいけないという話です。

この本のテーマにもなっていますが、実は薬をやめても全体として成功したわけではありません。薬をやめるのはあくまでも第一ステップであり、その薬をやめる前に気づきがあることが根本なのです。

「こんな薬を飲んでいても仕方がない」

こう考えた後に医者に行かなくなって、日々充実した生活を送る。あるいは、病気なんかにいちいち悩まされない生活を続ける。そうなって初めて、一つの治療のステップがゴールに向かっていくわけです。

しかし、その手前で止まっている人が多いのです。「薬をやめられた」と喜んでいたとしても、実際には精神科の患者でも「精神薬をやめられた。でも、生活保護は受けたまま」とか。精神薬をやめても、後はどうやって生きていくかという問題なのです。そのときに自信がなくて働く気もないとか。これでは世捨て人になってしまいます。

その気持ちはわからないわけではありません。今の世の中を考えると、世捨て人になる場合もあるでしょう。けれど、実際にそうやっているかぎり、永久不滅に奴隷になります。薬を飲んではいないのですが、薬をやっているのと同じ状況です。要するに依存状況なのです。そこから抜け出せるかどうか。それが非常に重要なことなのです。これはアレルギーでもステロイドでも精神薬でも、全部同じ。もちろん、ワクチンでもガンでも、すべて同様です。

体験レポート

42歳／女性

症状 乾燥や赤み、かゆみ、分泌物の漏出など

病状経過 小さい頃からアトピー性皮膚炎になり、ステロイド軟膏を使用。しかし、「脱ステロイド」を決意して、漢方薬の内服だけに切り替えたが、リバウンド症状が出て症状が悪化。その後、自律神経のバランスを整える治療に転換して症状がほぼ消えた。アトピー性皮膚炎については「治療にストレスを感じず、自分のペースで続けることが大切」と実感している。

自律神経のバランスを整える治療が効いた

私のアトピー性皮膚炎は、幼少期からありました。そんなにひどくはなかったものの、悪化した際には、ときどき皮膚科でいただいたステロイド軟膏と保湿剤を使いながら過ごしてきました。決して大量のステロイド剤を常用していた訳ではありません。花粉症や他のアレルギーなどもなく、抗アレルギー剤の内服などもしていませんでした。ただし、エビやカニなどの一部の食材に対してのアレルギーはありました。

2008年1月に脱ステロイドをすることを決意し、脱ステロイドの治療を謳った大阪の某クリニックを受診しました。

そして、ステロイド軟膏の使用をやめ、漢方薬の内服だけに切り替えてみました。すると、何と全身にリバウンド症状が出現し、顔やからだ全体、特に太ももにひどい湿疹がでだしたのです。乾燥や赤み、かゆみ、分泌物の漏出など、いろいろな症状が一気にでてきて、重度のアトピー性皮

膚炎患者になってしまったのです。

その医院には、結局約1年間通院していたものの、あまり改善は見られませんでした。そうするうちに、知人の紹介で「みうらクリニック」を知り、今までとは違う治療もされているとのことで、通院を始めました。

みうらクリニックでも漢方薬の処方は受けましたが、今までとは種類の違うものでした。さらに医療用の低周波レーザー治療器による「星状神経節レーザー照射」という治療を受けることになりました。これは、副作用や痛みもないレーザー治療で、首の部分にある星状神経節という、自律神経に影響を与えるポイントにレーザーを当てることで、自律神経を整えるという治療です。

三浦先生いわく、多くの病気の背景には自律神経の乱れがあり、この自律神経のバランスを整えることで、アトピー性皮膚炎も改善する可能性があるということでした。さらに、星状神経節は頭に近い部分にあるので、脳内の血流改善も起こり、その結果、神経の働きやホルモンバランスも改善されるそうです。頭部の血流が起これば、顔に出ている症状なども消えることもあるというお話でした。

クリニックは、2009年10月末に初めて受診し、その後は週に1度くらいのペースで通院を行ないました。症状にあわせて、漢方薬の種類や組み合わせを変えながら、約1年間の通院。症状の改善が徐々にありましたので、その後は2週間に1度から月に1度へと治療の頻度を減らしながら、さらに1年通院しました。

最終的には、約2年後の2012年1月には最後の受診を終え、その後は全く通院していません。血液検査上も、高い値だったIgEという検査項目が、正常値以内まで下がりとてもうれしく感じました。

現在は、全身にあったアトピー性皮膚炎の症状もほぼ消え、ときどき乾燥を感じた際に、市販の保湿クリームを塗る程度で対処できています。治療中は多少の症状の悪化もありましたが、通院をやめた後も一度も悪化することなく、とても良い状態で過ごしています。

私の場合には、みうらクリニックの治療で「きっと良くなる」と思いながら続けてきたことが良かったのではないかと思います。

通院中も、三浦先生から特に厳しい食事制限を強いられることもなく、あまりストレスなく生活を送れたことも良かったのではないかと思います。

三浦先生も「せっかくリラックス状態の副交感神経が優位になるような治療を行なっているのに、ともすればストレスまみれになるような生活指導を無理やりしても仕方がない」とよく話されていました。

ストレスも大きな原因の一つになっていると言われるアトピー性皮膚炎患者の中には、食事や衣類、その他にもいろいろなことにも神経質になりすぎて、結果的にうまく治らない方もおられるそうです（実際に合わない方は仕方がないと思いますが）。

私の場合には、あまり制約を設けなかったことが、結果的には性格に合っていたのかもしれません。

治療中は、実家に帰ると悪化した皮膚を見て、母や家族がかなり心配してくれました。

「そんなにひどいのなら、もう1度ステロイド軟膏を使ったらどうか」とも勧められました。私は、いつか良くなるという思いがありましたので、家族の心配を感じながらもステロイド軟膏を使うことはしませんでした。

ステロイド剤を使った治療には即効性があるものの、治療期間が長くなる慢性の病気に対して、ずっと使い続けることは良くないと思います。

ステロイド剤の副作用に関しては、今ではたくさんの情報が出ていますので、ご存知の方も多いかと思います。私自身も、そんな副作用が出てくることが嫌で、脱ステロイドを行なう決意をしました。

治療を始めて、すぐに大きなリバウンドがあり、迷いや心配が強くなったこともありましたが、周りのみなさんに助けていただきながら、今は何とか脱ステロイドの生活が送れています。

治療には、以前のクリニックで約1年、みうらクリニックで約2年と時間はかかりましたが、本当に良くなってうれしく感じています。

アトピー性皮膚炎は、慢性に経過する病気だからこそ、治療にストレスを強く感じ過ぎずに、自分のペースで続けていくことが大切だと思います。

さらに、「アトピー・ビジネス」とも言われますが、一発逆転の治療効果を謳い、販売されている高額なサプリメントや塗り薬、生活用品などにも簡単に飛びつくことなく、自分と向き合いながら、取り入れるかどうかをしっかり考えていく必要があるでしょう。この辺りは、適切なアドバイザーの存在が不可欠だと思いますので、主治医を含め、信頼できる方にご相談されることをお勧めいたします。

ちまたには、様々な治療方法がありますが、まずは自分の思考習慣も含めた体質改善を中心において、自分のペースで、肉体的にも精神的にも金銭面なども含めて、ストレスなく治療を続けることが大切だと思います。

体験レポート

女性

症状 喘息発作

病状経過 病歴は甲状腺機能亢進症（バセドウ病）と喘息。喘息は症状が苦しくても、一年以上病院に行かなかった。しかし、我慢できずに病院に行くと、10日間の入院で様々な検査を行なったが、診断はあいまいなまま。30代以降には何度か発作を繰り返した。ようやく内海先生の診察を受けて、「病気は誰かに治してもらうものではなく、自分の生命エネルギーを甦らすことが大切」と気づいた。

病気は誰かに治してもらうものではない

私は現在、甲状腺機能亢進症（バセドウ病）と、16年前の26歳のときから患っている喘息の治療のため、内海先生のクリニックへ通い始め8カ月が経ちました。

内海先生の著書『医学不要論』を読んで、大変共感いたしました。

内海先生は、「精神の輪」の重要性を説いていました。「精神の輪」を作っている一つひとつの要素がとても素晴らしく、私達現代人に最も欠けているものであると感じました。そして、その中に出てくる「子どもや家庭や地球すべての生命を見つめ直し、最も価値あるものとすること」は、特に人として最も大切なものなんだと思えてなりません。

さらに、内海先生は、医学という切り口から、イガクムラの実態だけでなく、支配者層の存在をも明らかにされました。決して中途半端は許さない、徹底した現代医学の根幹に触れることのできる著書に好奇心を刺激されました。

確かに西洋医学は、病気の原因を一つも解明することなく、検査と対症療法でその場しのぎに徹し、検査や薬で新たな病気を作ることで患者を増やし、暴利を生み出しているのだと、自分の経験からもわかりました。

そこで、以前の自分を少し振り返りたいと思います。

私は、18歳のときから一人暮らしを始めて間もなく、摂食障害と思われる行動を取っていました。いつも、痩せていなければいけない、と思うようになりました。何も考えずにものを食べたり、食べなかったりしていて、食べ過ぎてしまったときは吐き出したりしていました。

いま考えると、決して太っていなかったにも関わらず、お腹に少しでも肉がついていると、自分は太っていると思いこんでいました。

スポーツジムにも通い、プロテインを飲んだりもしていました。

ある日、胃が凄く痛くなって近所の病院へ行くと、早速バリウムを飲まされ検査が始まりました。

結果は異常なしで、痛み止めをもらって帰りましたが、いま思えば別に検査する必要などなかったと思います。

26歳のときに突然、喘息発作が起きました。これを機に、決まって朝方になると激しい咳を伴う〝ヒューヒューゼーゼー〟と鳴るような息苦しさで目が覚めるようになりました。

2時間以上は続くこの苦しい症状が治まるのを待つだけで、一年以上は病院に行きませんでした。

春先にひどい花粉症に悩んでいたとき、試しにと飲んだ市販の抗ヒスタミン剤のせいで、大きな発作が起きました。さすがにもう我慢出来ず、友人に付き添ってもらい、タクシーで近くのKY大病院へ行きました。

このときは、テオフィリンの吸入をして帰りました。後日、受信したときに医師から検査入院を薦められ、私は喘息になった原因を知りたかったので、同意しました。

10日間の入院で、様々な検査を一通り行ないましたが、結果は「ハムスターが原因ではないか」とのことでした。確かに私はハムスター一匹と2年以上同居していたましたが、私の友人もハムスターを飼っているのになんともなくて、なぜ自分が喘息になったのかが知りたかったのです。

結局、10日間の入院でも原因はわかりませんでした。

次に、東洋医学でいう体質改善をしたほうが喘息は良くなるのではないかと考え、漢方の先生にも診てもらい、処方されたツムラの漢方薬を3週間だけ試しに飲みました。

薬をのむのが面倒な私には、漢方薬が効いているのかどうかはっきりとわかりませんでした。

ハムスターは短い命を終えて、私の喘息も一旦は落ち着いてきました。

ところが、31歳から3度の出産を経験して、また発作を何度か繰り返し、夜間に急患で病院のお世話になりました。

ひどいときは、痰(たん)に血が混ざることもあり、仕方なくまた病院へ行ってしまいました。

するとすぐに、CTやMRI、レントゲンの検査をするよう指示されました。

一週間後に結果を聞きに行くと、特に異常はなかったと思いました。1カ月分の抗生物質を出されましたが、当然飲みませんし、病院に不信感が募るばかりで行くのをやめました。「医術より算術」とはこういう事なんだと思いました

ひと月ほど経過したときに、ふらりと立ち寄った書店で、内海医師の『医学不要論』が目に止まり、早速購入して読んでみました。とても納得の

出来る説得力のある著書に、自分の今まで持っていた概念が崩れ始めていくのがわかりました。その後、内海医師の著書を3冊続けて読み、Tokyo DD Clinicへ行きたいと思うようになりました。

治療を始めて8カ月になりますが、最初の2カ月は週1回各2時間のペースで低温サウナに入りました。

少しずつ塩分と水分補給をしながら15分~20分もすると、じわじわと汗が出始め、一気にたくさんの汗が出てくるので、解毒している実感が得られました。読書をしながら入ることもあり、2時間はあっという間です。

終了後、ぬるめのシャワーを浴びて出ると、全身にすっきりした爽快感がありました。

3カ月目からは、月に1回のメタトロン浴療と低温サウナに入りました。

4カ月後、血液検査で、甲状腺機能を示す数値TSHが0・008⇓0・014に上がり、FT4が4・01⇓3・31に下がっているのには、私自身が本当にびっくりしました。

〝バセドウ病〟という概念を捨て、様々な症状をからだの防護反応と捉えることにしたら、不思議とその症状をありがたく思え、体調も凄く良くなったと感じることができました。〝からだの中には百人の名医がいる〟と聞いた事がありますが、本当にその通りだと思います。

もし、家族の言う通りに甲状腺の専門病院へ行っていたら、薬による様々な医原病になっていたと思います。

ちょっと調べてみただけでも、無顆粒球症や肝障害、薬疹、その他、関節痛、脱毛、血尿など様々な副反応がでていたかもしれないと考えただけで怖くなります。

前に読んだ書物には〝命の液体〟と称した水について書かれていた事柄がありました。単純なのに複雑な水は、わずか三つの原子からなっていますが、それでも水分子がどのように機能するかは、まだ十分には解明されていない、とありました。

さらに複雑な人体はどうでしょうか、と考えると答えは明解です。

波動医学では、「病気を治す」という考えではありません。病気は誰かに治してもらうものではなく、自身の中に宿る生命エネルギーの流れを戻すことでからだが回復することと考えます。

宇宙には完璧なエネルギーとパワーが宿っているように、地球にも自然界にも、完璧なエネルギーとパワーが宿っています。すべての動物は、そのエネルギーとパワーに支えられて命があるのです。

内海先生のクリニックでは、本当に様々なことに気づかされました。

これからも色々な気づきが得られるように勉強していきたいです。

断薬のポイント

この方は、甲状腺の数字が一般的ではありません。ですが、非常にからだの体調や症状が良くなっているので、数字についてはこだわらないで、本人の健康状態を見ています。

このバセドウ病という概念を捨てるということが重要で、この数字が狂っているから数字を良くしようとみんな考えますが、それは本質的に病気といいますか、その人の人生を良くしていることにはなりません。この方が、このような数字になっているのは、からだが適応していると我々は考えます。人間のからだはすべて理由があってその状態になっています。「数字が狂っている」。だから病気、だからこの薬を飲まなければいけない、という発想が貧弱だということをこの方のケースがよく示しています。(内海)

体験レポート

貴望里絵さん
／二胡奏者・役者

症状 顔のかゆみ、鼻の両方の赤み

病状経過 病状経過／たった一つのプログラムで治ってしまった、難病の膠原病、全身性エリテマトーデス、甲殻アレルギー。発病から10年間。結婚も役者もあきらめたというのに……。「10年間を返して」と言う気持ち。

10年間の苦労が報われました！

37歳のとき、名古屋御園座の藤山直美さん座長の一カ月公演を行なっていました。

そのとき、顔に異変がおきました。顔がかゆい、鼻の横両方が赤くなっていました。舞台のお化粧かぶれか、名古屋の水が合わなかったのか……。

息切れもしました。たばこを吸っていたので、そのせいかもしれないと思いました。花道を走るのがとてもつらかったです。

一カ月公演の千秋楽を終え、顔が一番気になったので皮膚科に行きました。そして、血液検査をしました。結果は、膠原病、全身性エリテマトーデスと診断されました。

言われた事は、お日様に当たってはいけない、激しい運動をしてはいけないということです。一番ショックを受けたのが、顔の症状のヒドイ写真が載った本を見せられたときです。難病という響きに加え、ヒドイ顔になると言われて、悩んでし

まいました。ショックで頭が真っ白になりました。

それから、本屋さんで医学書も見ました。治る話はなくて、やはり顔の症状のヒドイ写真がたくさんありました。私は役者なので顔は大事です。そして、体力も必要です。一カ月公演を休みなしでこなさないといけません。お稽古期間もあるのです。

一番は、共演者に迷惑をかけてはいけない、ということです。ギャラを頂くということは、体調が万全でこなせます、ということなのです。まして次に入っていた仕事は巡業でした。

ですから、私は役者を辞めました。

37歳、独身でこの病気にかかると結婚は無理だと思いました。顔はヒドイ状態にやがてなる。子どもは産めない。絶望的です。さらに、日常生活における布団の上げ下げもダメなのです。だから逆にどうにでもなれと思い、ステロイドのお薬は飲みませんでした。

役者は辞めましたが、楽器の演奏なら顔は関係ない。顔で勝負ができなくなるのだから、中身を綺麗にしようと思い、ヨガなどをやりました。また、ブレインアップデートの田中信二先生に出会い、トレーニングに参加しました。

そのトレーニングの中の言語プログラムの実践で、もともと持っていた甲殻アレルギー、膠原病、全身性エリテマトーデスが治ったのです。

膠原病、全身性エリテマトーデスが解除されたときは、からだの反応がとても凄かったです。背中の腰の辺りから、何かわからない血かエネルギーのようなものが全身に広がるのが自分でわかりました。手の先や足にも流れていくのがわかり、治ったという実感がありました。

その日に海老チリを食べても甲殻アレルギーは出ませんでした。甲殻アレルギーは、とてもひどかったので本当にうれしかったです。

19歳のときに松竹新喜劇にいたころ、名古屋御園座で開演前に海老入りのお好み焼きを食べて舞台で発作を起こし、大迷惑をかけています。

さらに膠原病、全身性エリテマトーデスも治りました。でも、発病から10年間、病気生活とのお付き合い。結婚はあきらめて、子どもができないと言われると積極的になれません。

それから顔です。顔は昔と変わっていません。なんで、あんなヒドイ写真を見せるんだろうと今でも思います。

病気が治ってうれしいですが、こんなに簡単に治るのなら逆に10年間を返して、という感じです。結婚もしていたかもしれない、役者を続けていたかもしれない、子どもを産んでいたかもしれません。

膠原病、アレルギーの人、ブレインアップデートを受けてほしい。私がお手本です。

子どもを産むには限られた年齢がありますから……。

本当にブレインアップデートに出会えて感謝しています。

第4章

抗がん剤治療はこんなに危険

自然治癒力を高めることが一番！

自然治癒力を高めて細胞を活性化させる

医学的には、治療方法に得意分野と不得意分野があるのは確かです。例えば、ホメオパシーは、アレルギー、アトピー、ワクチンの後遺症、精神的な病などにはとても効果があると私はみています。しかし、ガンに対しては苦手にしているとみています。一方、自然療法の温熱や食事療法は、ガンに対しては得意分野だと思います。この療法で末期ガンを治した人がたくさんいるのは確かです。しかし自然療法や食事療法では、糖類や炭水化物を多くとる傾向もありますし、解毒的な要素が弱いため精神病的なものやアレルギー的なものなどで、むしろ悪くなったりする人がいるのも事実です。マクロビオティック（食生活法・食事療法）でアトピーが悪くなったという事例をかなり見かけます。

世の中には、それを使いわけることができない人がとても多いのです。例えば、マクロビであればマクロビ、ホメオパシーならホメオパシーというように、基本的に覚えた一つのものしか使えないので、あらゆる病気に対して適用性がありません。その意識がそもそもないのです。そんな一つの方法論ですべて治るのであれば苦労はしません。

もちろん、根治療法の原則というのは部分的には決まっています。それは、良い食べ物と良い精神、そして解毒です。自然療法の中でもガンに強いのは、温熱療法だと言われています。抗酸化陶板浴（こうさんかとうばんよく）や温灸（おんきゅう）、生姜湯（しょうがゆ）のようなものをはじめとして、温熱療法でもさまざまな方法があります。びわの温灸や全身の温浴なども有名です。最初はサウナでも良いですし、抗酸化陶板浴のようなものでも良いでしょう。陶板浴で良くなった人を何人も見ていますが、それは私が治療したわけではなく、その人たちは自分で治したのです。

サウナの入浴時間は、病状によってまちまちです。私がサウナは5時間が良いと言っているのは、海外の麻薬の離脱施設で、ドラッグ（いわゆる違法ドラッグ）を抜くときです。精神薬などでも同じですが、薬を抜くときに5時間、禁断症状が落ち着いたら毎日5時間入ります。ひたすら汗を出して脂肪も燃焼させて、2〜3週間くらい実践していると、からだの中がすべて入れ替わっていきます。徹底的にドラッグを抜くことをしています。

ドラッグをやっている人は若い人が多いため5時間入るのは体力的に可能なのですが、ただし意識が高まっていて本心から抜かなければいけないと思っている人でないとできません。ガンの人が同じように5時間毎日入るというのは現実的には無理なので、デトックスの方法も本来は変えなければいけません。ですから、それが一番良いとは思いません。しかも、お金もすごくかかります。5時間入るというのは、ピュアリフィケーション・プログラム（解毒プログラム）という方法なのですが、これも一つの方法にしかすぎません。私は絶対にそうでなければ精神薬を抜けないとも思いません。

当院では、1時間くらい入ることを実践しています。結局のところ、1時間くらい入ったところでデトックスなどできるわけがありません。ではなぜ当院でやっているかというと、入院施設でもありませんので、1時間で実践しているというのは、体感してもらいたいということと理論を理解してもらいたいというのが一番の理由です。一応3時間半を四回やるというプログラムもあります。

その他にも理由はあります。それは、汗を出せるからだになるということです。汗を出せないからだの人も結構いますので、そのような意味を含めてサウナを導入しています。ただし、実際には当院で精神薬を抜いても、解毒がそれほど進むわけではありません。10回通って抜いたとしても、同じことを自分でもしっかり家や家の周囲で実践しない限り、精神薬はなかなか抜けないのが現実です。

精神薬を抜くほうが、末期ガンを治すより難しいと思います。それは、精神薬を飲んでいる人のほうがより依存症だからです。精神薬は頭を破壊する薬ですからヤク中になっています。つまり、言い訳だけするようなインチキ臭い人間になっているということです。彼らは依存症であるという、もっとも根本的な問題点を抱えています。それに対して、末期ガンの人は余命宣告をされますから、本当に危機状態だと感じます。ですから、ガンの人は発想の転換がしやすいのです。

己が愚か者であったとわかりますので、対症療法ではない方向に調べたり努力をする気持ちが心の底から芽生えてきます。それに対して、精神科の患者はなかなか芽生えません。方法論でサウナに入っていようが、そんなことで抜けるほど甘くはないのです。昔の日本人は自己責任が強くて、自分が愚かだからもっと努力しなくてはいけないという考え方が根強かったと思います。武士道の精神もそういうところがありました。

やはり、この考え方が薄れていったのは、1945年以降でしょう。戦前は、軍国主義的なところから自己責任の考え方が強かったのだと思います。その後、アメリカとしては、他罰的な方向、依存させる方向に教育をシフトさせていきました。俺は悪くない、あいつらが悪いという責任転嫁をする考え方や、自分たちが努力しなくても誰かが助けてくれる、誰かが助けてくれて当然という考え方になっていったのです。

そのほうが、アメリカとしては日本人を奴隷として扱うのに非常に都合が良かったのです。それでは、本当の意味で良い人間が育つわけがありません。奴隷的なものしかできなくなり、結果的に権利欲だけが肥大化していきます。自分の権利しか主張しなくなるのです。ですから、治療していただいて当然、でも自分では努力しないということを繰り返しやってきました。これが、戦後70年の日本のなれの果てです。

すべて他人任せの結果、病院に行って治してもらおうとしか考えないのです。要するに、本当の意味で自立した人間を〝作らせなかった〟ということです。今の政治家もそうですし、もちろんアメリカという国自体も同じです。アメリカは大統領のレベルでも、「日本をこれから奴隷国家にする」と言って、自分たちの回顧録の中にしっかり書いてあるくらいです。それで依存させて家畜にして、金は吸い取ります。

要するに今の日本人は、戦争のときのことは忘れていますので、とりあえず先生と言われるような人間につき従っておけばどうにかなるという、奴隷根性丸出しの状況を作り出しています。この教育システムは、アメリカはもちろん、自分たちで作ったものでもあります。日本の歴史で言えば日教組などが作ってきたということに基本的にはなります。

健康保険の問題も同じことです。今の保険料や医療費が肥大化している原因も、与えてもらって当たり前ということをみんな思っていますから当然の結果です。ひたすら病院に行っては金を取られて、自分たちは苦しんでも病気は治らないことをやり続けています。それは、はっきり言えば自業自得です。

昭和20年代、戦争が終わった段階でも医療費は1兆円もかかっていません。病院に行く人はほとんどいませんでした。家で老衰（ろうすい）で死ぬ人もまだまだ多かったのです。戦前は、日本人のガンは40人に1人くらいしかいませんでした。ものすごくめずらしい病気だったのです。その時代は、検診もなければ救急病院もありません。何にもないけれど、70歳や80歳になっても、おじいちゃんやおばあちゃんたちは、1回も病気になりません。ガンにも1回もならないのです。ところが今は、2人に1人はガンになります。ガン患者とガンの死亡率が、世界で一番の病気の多い国に成り下がってしまっているのが日本なのです。

医者は自分のガンに抗がん剤治療をしない

世の中の医者たちは、抗がん剤の恐ろしさを認識しています。ですから、自分はもちろんのこと、家族や身内には絶対に抗がん剤治療をしません。

有名な面白いアンケートがあります。２７１人の医者に、ガンになったら自分自身に抗がん剤を打つか、との質問に270人がノーの答えでした。さらに、驚くべき事実があります。患者が食事療法などを切望しても、無視して抗がん剤を打ちまくってきた東大医学部の教授4人が、自らがガンになったら4人とも抗がん剤拒否で、食事療法で治したいという現実的な話もあります。

日本人の死因のトップはガンです。年間約35万人がガンで死亡しているという厚生労働省の発表があります。しかし、この数値には大きなウソがあります。それは、発表された患者の約8割の死因はガンではありません。病院で施されたガン治療で殺されたのです。私が勤務医のときでも自分には使わなかったと思いますし、あまり好みませんでした。ですから、患者には選んでもらうようにしていました。

副作用がいろいろありますので、自分と家族で話し合って決めてくださいと言っていました。結果的には、大半の患者は抗がん剤治療を断ります。なかには、やりたいという人もいますが、そのときの私はそれに従うようにしていました。やりたいという人にだけ、昔は抗がん剤治療を施していましたが、最終的には自分で決めてやれば良いと思います。

現状は、病院の経営のためにほとんどの医者が勧めます。さらに言うと、ガイドラインというものがあります。このガイドラインに沿っていないと文句を言われたり、下手すると訴訟沙汰になれば負けてしまいます。訴訟されることを医者は一番嫌います。結果的に、ガイドラインに沿っておけば間違いないという考えが、そもそも問題の始まりです。ガイドラインに沿って治療していれば、患者のことなど知ったことか、のような感じになります。そんな考えでいるならば、医者を辞めたほうが良いのではないかと思いますが……。そこから問題を考えなおさなければならないと思います。

抗がん剤でも放射線治療でも同じです。放射線治療で治った人を、私が勤務医のときに一人も見たことがありません。従来型の放射線治療は圧倒的なまでに効果がないのです。だいたいは一時的に小さくなって終わり、そのあとにリバウンドしてきます。この事実は、現代西洋医学の放射線科医でさえも認めざるを得ないと思います。わざわざ苦しんで、こんな治療を受けるくらいなら、代替療法のほうがましであり、治癒率も高い（比較したデータは存在しません）のではないかと思うのが、私の正直な気持ちです。

最近では、陽子線（ようしせん）治療という方法が出てきました。この陽子線治療というのは、患部にピンポイントで当てることができ、非常に強力だと言っている人もいます。私はこれも反対です。細胞を退治して病気を克服しようという考え方が、今までと変わりません。気づきがまったく得られてないのです。己が生み出したガンであるという考えがないから、退治したいという結論になるのです。そのような人には、必ず後で別の問題が生じてきます。仮に、その陽性のガンが消えたとしても、他の病気がすぐ出てきます。

退治しているかぎり、食事も変わりませんし、とりあえず陽子線治療で治そうという頭しかないのです。医者に丸投げしているのですから、同じように食生活が悪ければ、またすぐに別の病気になります。それに陽子線治療は非常にお金がかかりますし、それをやったからといってやはり小さくなることと治ることは別です。だから私は決して陽子線治療など選択しないでしょう。

自分で気づかない限り、基本的には良くなるわけがありません。考え方がもともと狂っているのです。古代ギリシャの医聖・ヒポクラテスは、「食べ物で治せない病気は、医者でも治せない」という名言があります。それは、人体治癒力をしっかりと考えて、日々の生活を考えるより勝るものはないと言っているのです。

病気は「気づき」を与えてくれる

最近話題になっていますが、ＷＨＯが抗がん剤は、さまざまな研究データにより効果がないということを発表しました。私に言わせれば今さらですが、いくらなんでもばれてきたということなのでしょう。それでも、使いたい人は使えば良いという自由意思に任せています。ですから、日本では在庫処分にこれからなると言っているようなものです。抗がん剤の在庫処分で、バカなお金を払っていていいんですか日本人、と問いかける必要があります。放射線治療や手術も同じことです。ただし、手術は全否定しません。例えば、気づかないうちに腸のガンが大きくなり詰まってしまったら、1回は取り除かないといけません。昔は数日で死に至っていましたから、手術の必要もあるでしょう。つまりこれこそが対症療法であり救急処置ということです。

今の時代だから腸閉塞になったりガンになるのです。先住民は腸閉塞になりません。現代人がよほどバカな生き方をしている証です。しかし、現実として腸閉塞やガンになってしまったときに対症療法をするのはしょうがないでしょう。しかし、腫瘍の腸を取ったところで問題解決にはなりません。その後に抗がん剤を打っていたら、毒を散らしているようなものです。ますます無駄なことをしているということを見極められるようにならなければいけません。

本来は、医者が見極めてすべてをやれるようにならなければいけないのですが、教育システムが破たんしているのです。何を言っても無駄です。すなわち、そのような構図になっているということです。

どこが根幹の問題かというと、医療的なシステム上の問題がいろいろあるとか、抗がん剤とはどんな物質であるかということを知ることが重要だと思います。さらに、人体に治癒力があるということを考えなければいけません。この根治療法的や代替療法的な考え方に全体として共通していることは、ガンは悪いものではないということです。

西洋医学の考え方は、ガンは腐った細胞の集まりであり、悪いものだと位置づけています。しかし千島学説（ちしまがくせつ）などでもすべてそうですが、発想が真逆なのです。先住民にはガンはないのに今の人はなぜガンになるのでしょうか。それは、毒を取りこんでいるからだをこれ以上痛めつけられないように防御してくれている、ととらえるのです。ガン細胞というのは逆に浄化装置であり延命装置だと考えることができます。ですから、ガンはむしろ良いものであるというふうに考えるのです。

自然療法では、ガンに感謝をしろと言います。「ありがとう、ありがとう、と毎日言いなさい。そしたらガンは小さくなってくれるから」と指導しています。少々オカルトっぽいですが、実際にそれで何千人もの末期ガンの人が治っています。その気づきがあれば、生活も変わり、姿勢も変わります。実際に、ガンが浄化装置や延命装置だと考えれば、これ以上毒を取りこまずに自分のからだの治癒力と解毒力をしっかり発揮することにより、ガンは小さくなって末期ガンでも良くなる人がたくさんいるという構図になっています。

病気は気づきを与えてくれるチャンスでもあります。それは難病でも膠原病でも同じです。難病という形態で出るのか、膠原病という形態で出るのか、はたまたガンというかたまりで出るのかという違いだけです。どのような形で出るかは、人によって違います。その因果関係は明確にはわかりません。ただし、量子医学では、周波数により関連性があると捉えます。

根本的意識を変える

ここで、量子医学的な考え方についてふれたいと思います。量子医学は別名波動医学とも言いますが、物質の周波数や分子とは違うエネルギーに着目します。単なるオカルトではなく周波数などをきちんと測定したり、電位差を測定したり活用したりしています。その周波数などに情報が入っていると考えるわけです。この量子医学にも複数のやり方が存在します。

例えば、乳ガンが左にあるとします。砂糖ものなど甘いものをたくさん食べていました、牛乳も飲んでいました、食事もコンビニの添加物の弁当をよく食べていましたとなれば、いつガンになってもおかしくありません。45歳で乳ガンが見つかってしまいました、となるかもしれません。そういう人を実際にいっぱい知っています。

しかも、乳ガンはすぐにリンパ節に転移しやすく進行も早いといわれます。その後、抗がん剤やホルモン剤を投与してドツボにはまっていくのです。それで悩んでいる人はたくさんいます。そういうときに、対症療法を行なうのが悪いのですが、とりあえずここでは、その話は置いておきます。

量子医学では、なぜ乳ガンだけできるのかということを考えるのです。牛乳も飲んで、砂糖ものや添加物も山ほど摂取していたら、胃ガンになってもおかしくありません。子宮ガンになっても、大腸ガンになってもおかしくないと思いませんか。しかし、そのガンにはなっていません。乳ガンにだけなっているのです。

科学的に未解明な部分がありますが、量子医学や波動医学、周波数医学では、それに対して因果関係を見出そうとするのです。例えば、乳ガンができるのは女性の否定と考えます。女性でいたくないという深層心理があるから、乳ガンができると考えます。また自分に関係ある女性の影響をそのまま受けたと考えることもできます。そして左に乳ガンができると仮定したときに、左側を否定したいのです。簡単に言うと、左側の乳房をなくしたい、子宮ガンであれば子宮をなくしたいというものが心の奥底にあると考えるのです。

もし左側に乳ガンができたとしましょう。脳はクロスしますので、左側に乳ガンができると右側の脳の影響を受けているのではないかと考えます。右脳は、本能的なことや直観的なことや女性的なことや一体感を考える働きをします。そして左の脳は、理論的なことや男性的なこと、科学的なことなどを考えます。つまり、右は女性脳ですから、自分で女性を否定しているときは、左側の乳ガンが一番できやすいという結論になります。それでは、右側に乳ガンができたときはどうでしょう。右側の乳ガンも同じように、女性を否定したいという願望があります。そのときに左側の脳の影響を受けていることになります。

ですから、いつも科学的なことを考えていて、なおかつ女性的な自分を否定しているということが考えられます。さらに言えば、男問題があって、いつも男性に依存しまくっているとか、父親にセクハラされたなど、そのような問題で女性を否定したいというときには、右側に乳ガンが現れると考えます。これはオカルトのように聞こえるかもしれませんが、観察してみると非常にこの傾向が観察できます。実はこれは東洋医学やアユールヴェーダなどの考え方にも通じるのですが、それらの古典医学は膨大な統計学でもあり、このような傾向を考慮してきたというふうにもとらえられるのです。

今の話は量子医学からの観点です。今、ヨーロッパでは量子医学が一つの最先端になっています。その量子医学の観点は、今のような発想などが無限に広がります。それに対して発想が逆転すれば、「そうかそうか」「確かにそうだわ」という気づきになります。その結果、「私はもっともっと女でかわいくオシャレでいてもいいんだ」という気持ちに変わっていくのです。実際にこれが快方につながっていきます。いわゆる、ストレスの解放のようなものにつながります。

結論として、すべて意識が上位なのです。ただし、何度も言うように意識だけで変われば苦労はしませんし、意識が少し変わったところで、抗がん剤ばかり打っていたら悪くなるのは当然です。意識を少しだけ変えたふりをしていても、毎日お菓子などを食べていれば悪くなります。ですから、心身一如の考え通りに意識が変わって、具体的にからだがやることを実践して、それがうまく合致したときに、末期ガンでもすごく難しい病気でも薬などに頼らずに完治することができるのです。

三大療法の愚をくり返さない

高いお金を払って抗がん剤を飲むよりも安全で安い代替療法はたくさんあります。安い代替療法で末期ガンを克服できた人は何人もいます。その安く使える代表格は温熱療法です。この療法は、岩盤浴や陶板浴、温灸などでも良いですが、一度自然療法の専門家に相談に行って教えてもらえば良いのです。そして、後は一生懸命に家で実行するのみです。

毎回通うわけではないので、あまりお金がかかりません。あとは、自分で実行するかしないかだけの話です。もう一つは、実践しながら自分の愚かさ加減が身にしみて、これからどうしようかとしっかり考えられれば、克服につながります。食事も自分で勉強すれば変えられるし、高いお金はいらないのです。一番重要なのは自分で治すことであって、人が治すのではないということを実感することです。ですから、1カ月に100万も200万もするようなお金はいらないのです。逆に、1カ月100万も200万もかかるような人に限って、大抵は完治しません。

自分がどうしても困ったというときに、少し専門家の手を借りるのも良いかもしれません。しかし、気づきがあれば簡単に専門家に相談するよりも、自分でちゃんと方法が見つかるはずです。要するに、気づきがあって、意識が変革していることが重要なのです。

私は、当初は東洋医学を学んでいました。今は、あまり東洋医学っぽくないのですが……。現在はどちらかというと栄養療法、食事療法、量子医学などを専門にしています。あとは解毒です。この3つを主にして私はやっているので、あまり東洋医学という感じではありません。今、鍼や漢方ではなく、経絡の調整や波長の調整などに積極的に取り組んでいます。それは五行音叉療法というものです。

音叉を活用するのは周波数療法ですが、これは東洋医学の経絡を応用した音叉の治療です。ですから、これはすごく東洋医学に近いです。私は今すごく興味がありますので、このあたりをミックスして治療しています。これはキネシオロジーのスペシャリストで、国際ブレインアップデート協会の田中信二氏が提唱したもので、私も五行音叉に関しては彼に教わりました。ネットには動画もたくさんあるので興味ある方はご覧ください。

周波数医学で言うと、クリスタルボウルというものを活用して、音による心身のバランスを整えていく方法があります。それをガン治療に使っている人がいるみたいですが、かなりリラックスできて効果があると聞きます。アメリカとヨーロッパの半数以上は、代替療法を使っています。最先端の国でも7~8割使っていると思います。先進国で、アホな時代遅れなことをやっている国は日本しかありません。アメリカやヨーロッパは、無治療というのもかなりあります。最終的には死ぬかもしれませんが、無治療のほうが長生きするのです。それが『医学不要論』という本の一つの根本でもあります。よく日本の医学が一番進んでいるなんて大ウソを言う医者がいますけど、それは小手先(こてさき)が器用なだけに過ぎません。日本人のガンの手術がうまいとか下手というのは何の関係もなく、そもそも、その手術は所詮(しょせん)対症療法であり医学が進んでいるのとは無縁なのです。

ぜひみなさんも三大療法の愚(ぐ)を犯すことなく、自分にあった方法論を探してもらいたいと願っています。

体験レポート

44歳／女性

症状 体重の急増、生理不順

病状経過 ステージ3の卵巣ガンになり、医師からは「簡単な手術ではない」と告げられる。しかし、「大きな手術はしたくない」という拒否感が強く、東洋医学や代替医療を模索する。さらに、腸閉塞になって高熱に苦しめられる。その中で音叉セラピーを行なって、「生き抜ける！」と強い気持ちを取り戻し、現在も無事に過ごしている。

強い気持ちで音叉セラピーを続けた

私は、漿液性腺ガン、粘液性腺ガン、明細胞腺ガンの3種類の卵巣ガンでステージ3のガン経験者、44歳です。

今は再発もなく、術後約2年が経とうとしています。3カ月に1回、腫瘍マーカー2種類や尿検査の経過観察を受けています。

今から3年前のお正月明け、急激に増えたうえになかなか減らない体重にからだの不調を感じ始めました。とはいえ、食事など健康管理には十分気をつけていたつもりの私は、体重が落ちないくらいなら、とあまり気にせずに理由は年齢のせいだろうとたかをくくっていました。

実際、現在中学生の娘は学校期間一度も休んだことがなく、生まれてから一度も虫歯になったことも、視力が2・0から落ちたこともありません。

一方、私のほうは春先ごろから生理期間がだんだん長引くようになり、徐々に不安が大きくなっていきました。最初に不調を感じてから半年経った6月のはじめに、夫の「病院に行ったら」の一言で、ようやく重い腰をあげて近くの産婦人科を訪れました。

超音波で診察がはじまった瞬間、お医者さんが息を呑むのが聞こえ、そのままその産婦人科で近くの大学病院の予約を取ることになりました。

その医師からは、予見される病名などは質問しても何も説明してもらえませんでした。とにかく、大学病院で早く検査しなければはじまらないし、どちらにしてもきっと手術になるだろう、とのことでした。

実は私は、8年前に卵巣嚢腫（らんそうのうしゅ）の腹腔鏡（ふくくうきょう）手術を受けています。そのときの私の病巣は左卵巣部のみでしたが、それが再発したのかも……と思いながら不安をかかえたまま数日を過ごし、大学病院を受診しました。

まず手術の日程が、3週間後に「最短でそこしかないから」と決まりました。そこから、日程をさかのぼってCTやPET検査などいくつもの検査日程が組まれることになりました。大学病院の医師から、はっきり「ガンです」と告げられたわけではなかったのですが、「Ovarian Cancer」と書いてある電子カルテを一緒に見ているので、病名はわかりました。当時は、いきなり降ってわいた現実だったので、何の知識もなく「腹腔鏡で手術できるのでしょうか？」と質問すると、「そんな簡単な手術ではないよ。もう子どもさんがいるんでしょう？　だったら、右卵巣・子宮・リンパ節・大網を郭清（かくせい）することになるし、からだをかなり上から切開することになるよ。その後は抗がん剤で標準は6クール。最低でも半年は仕事を休まなくてはいけないね」と、頭ごなしに言い渡されました。

つき添ってくれた夫、話を聞いた両親はそれも仕方ない、という感じでした。しかし私自身は、

「そんな大きな手術はしたくない！」と激しい拒否感が湧いてきました。

「ガンです」と言われたら、誰でも青天の霹靂（へきれき）を味わうと思います。まさか自分が、と感じて何日も思考停止になるかもしれません。私もカルテの病名を見たとき、それが自分のものだとは、にわかには現実を受け入れられませんでした。そこに立て続けに検査が入り、体力的にも相当な負担でした。

精神的にもいろいろと気をつけていたのになぜ？　という敗北感や5年生存したとして、そのとき娘は何才だろう？　という不安。そこから脱するためには手術しか道はないのだろうかという諦め（あきら）という気持ちでいっぱいでした。

立て続けに入れられる検査の中で、このままベルトコンベアに乗ったように治療を受ければ安心感が手に入るとも思いました。

周りもここまでやって、もし結果が伴わなくても精一杯のことをしたと思ってくれたかもしれません。けれど、そこで湧き上がった手術への拒否感はどうにもなりませんでした。また、なぜガンだけを取り去ることができないのだろう、と疑問を持ったまま教えてもらえない状態では治療を受けられないと感じました。

そこで、東洋医学や代替医療を調べ、セカンドオピニオンを求め始めました。有名な大病院もいくつか行きましたが、どこに行っても標準治療を受けなければ治療はできないと言われ、さらに4カ月ほどが過ぎました。

私は、標準治療は受けたくない。臓器をまるで機械のパーツのように取り去ればいいという考え方はいやだ。私の考えを分かってくれる医師を見つけたい！　と、考えていました。

いくつか試した代替医療の一つが、キネシオロジーの中の音叉セラピーです。その4カ月の間は、ガンに効くといわれている食事療法も取り入れながら、やっと話を聞いてくれる、信頼できる医師に巡り合った直後でした。

突然39度の高熱とともに倒れ、表現できないほどの激しい痛みに襲われ、自分では全く一歩も動けなくなってしまい、緊急入院したのです。最初は感染症かもしれないと言われ、抗生剤と解熱剤の投与を受けました。しかし炎症反応は高く、40度近い高熱は2週間近く続きました。熱でガンが死滅するという話もありますが、今から思えば、私には当てはまりませんでした。

そのころ、ある食事療法に頼っていた私は、病院食もその食事内容にそったものを希望していました。入院させることができて、家族はいったんほっとしたと思います。けれども抗生剤を変えても一向に熱が下がらないまま2週間が過ぎ、今度は真夜中に激痛とともに突然嘔吐が始まりました。腸閉塞だったのです。翌朝、医師の回診では「もう打つ手がありません。今から手術をしても傷口を縫合できないかもしれません。腸閉塞が改善したら、抗がん剤を少量投与してみることがいい治療かどうかわかりませんが、他に方法がありません」という見解でした。腸閉塞はカテーテルを入れる治療を行ない、1週間ほどで改善することができました。そのころ家族は、春までは持たないだろう、緩和ケアに入る心構えもしてほしいと言われていたようです。あのとき、無理にでも手術を受けさせれば、と家族は思っていたようです。何せ、親戚は医療関係者なのですから。私自身は、相変わらずの熱でもうろうとしたまま、いよいよ明日は抗がん剤投与という日を迎えました。解熱剤でいったん熱を下げたはずが、夕方から熱が急激にあがり、それどころか激しい咳にまで襲われだしました。このままでは抗がん剤も延期になるかもしれない。この熱でどこまで自分が正常な意識を保てるかわからない。極限の不安の中取り出したのは、音叉でした。何の自信も根拠もありませんでしたが、とにかく夜中に熱でふらふらしながら、音叉を鳴らして15分ほどのことです。咳が突然止まったのです。魔訶不思議なことですが、事実です。何度も胸をおさえてみました。

「生き抜ける！」

再び強い気持ちを取り戻しました。翌朝、熱は37度台に落ち着いていて、何とか抗がん剤を投与することができました。そして1週間後、熱が下がったこともあり、次の抗がん剤治療まで自宅待機としていったん退院することができたのです。

その後も自宅で、朝夕、決まった数だけ音叉を鳴らしました。他にも食事などをさらに改善しながら、合計4回の抗がん剤投与を受けました。抗がん剤を否定される方もおられますが、抗がん剤で危機を脱した私は、抗がん剤を開発した人の回復への思いに焦点をあてて、抗がん剤の点滴に向かって音叉を鳴らしました。幸いなことに、私の場合は副作用の脱毛もあまりなく、吐き気や湿疹なども起きずに過ごすことができました。翌年の3月に手術を受け、当初希望した通りに原発巣だった卵巣と子宮の一部を切除するだけにとどまることができました。その後も、同じように3度抗がん剤投与を受け、現在も無事に過ごしています。

体験レポート

67歳／女性

症状 花粉症による咳、肋間神経痛

病状経過 2007年肺腺ガンⅠaの手術をするが、4年後の2011年に再び腫瘍マーカー〝317〟にて医師より精密検査を勧められる。しかし、検査を拒否して徹底した自然療法（一日8時間）と自己免疫力アップに努める。見事に、7カ月後には1・2（正常値二以下）になる。

西洋医学に関するものは全部捨てました

ガンになる前の私は、病院大好き人間でした。20代のころよりアレルギー体質で、40年間ずっと薬を飲み続けてきました。健康診断も毎年やっていました。健康は医者が見守ってくれるものと思い込んでいましたから、何の疑問もありませんでした。

ところが、私は還暦を迎える年にガンになりました。

ちょうど花粉症の時期で咳がひどかったため、かかりつけの開業医が心配し、総合病院に行くように紹介されました。

やはり咳は花粉症によるものでしたが、たまたまCT検査で肺ガンが見つかりました。「初期のガンだから今手術すれば、抗がん剤も放射線も必要ない」という医師の言葉通り、何も考えずに手術をしてしまいました。

手術時に肋骨にひびが入ってしまいました。私は、てっきり傷口の痛みだとばかり思っていたた

め、知らないままリハビリをやっていました。肋骨にひびが入っているのを知ったのは、退院で迎えを待っているときでした。

退院してからは、後遺症の肋間（ろっかん）神経痛に苦しみました。5年間は通院するように医師から言われ、相変わらず血液・レントゲン・CT検査をしていました。

手術後は、腫瘍（しゅよう）マーカーがどんどん上がり続け、それも私がコンピューター画面を見て気づきました。医師からは何も聞かされていませんでした。そのことを指摘すると「ああこれねー、たぶん下がると思うけど、大丈夫だよ。例え下がらなくても、飲む抗がん剤があるから」と言われ、もうこの医師とは縁を切ろうと思いました。

その後担当医を変えてもらい、私が腫瘍マーカー値の指摘をしてからは、一度も血液検査はしておりません。ただし、レントゲンとCT検査は受けていました。

ある日、交代した担当医から「左の肺のことを聞いていますか?」と聞かれ、「何も聞いていません」と伝えると、「左の肺にも怪しい部分があり、ガンと診断された最初の写真にも写っている」と言われました。

「このような状況のときは、まだ患者には言わないものですか?」と質問すると、「僕なら言います。またガンと診断されたら手術すれば大丈夫だから」という返事が返ってきました。

後遺症の痛みで苦しんでいる患者を前に、平気で答える医師に信頼関係など築ける訳がありません。爆発しそうな感情を我慢して帰ってきました。

次回診察のとき、意を決して「今日はどうでもいい気持ちで来ました。先生、画面ばかり見ていないで私の顔を見て下さい。今後、私のからだに指一本触れないで下さい。検査もすべて拒否します。来るなと言われれば来ません。すべて自己責任でいきますから先生の責任にはしません。誓約書でも何でも書きますから」と、一気にまくし立ててしまいました。

医師は呆然（ぼうぜん）として、「僕30数年医師をしているけど、初めて患者さんから投げかけられた言葉です」と言われました。そして「次回も来てほしい」と言いました。

その後、病院に行ってもお話だけで三百数十円支払ってくるのが馬鹿らしくなり、いくら半年に一度の受診でもストレスを感じるようになりました。

ですから、２０１１年2月に、私から「先生、検査をしなければ本当のところ何もわからないでしょう。もうこの辺で終わりにしましょう」と言って病院とさよならをしました。最後に、「先生、もうこれ以上抗がん剤で患者を殺さないで下さい。せめて手術をした患者さんには、以前の生活に戻っては駄目ですよ。生活習慣を改めて下さいと言ってあげて下さい」と、思わず口にしてしまいました。「抗がん剤が効くガンもあるんですよ」と小声で言っていましたが……。ガン患研の『すべては、あなたが治るため』の冊子を、「よかったら読んで下さい」と先生に渡してきました。

病院では手術のみで、手術後は一切薬を飲みませんでした。手術から2年後の２００９年7月に、ＮＰＯ法人ガンの患者学研究所との出会いがあり、兄が末期の肺ガンと診断されていましたので、私は患者の家族という立場でした。２００９年8月に市川加代子先生のところに兄を連れていきました。そのとき、実際にお手当を見せていただきました。本やビデオで見るのとは、やはり違いました。

教えていただいたお手当を毎日兄にしてあげましたが、2年間やり続けてきた抗がん剤の副作用が強く、兄は亡くなりました。

その後、２０１０年春から本格的に勉強を始めました。市川先生の初級講座とガン患研のセミナーも同時に受講しました。勉強を始めるようになってからは、今まで飲み続けていたアレルギーの薬・白内障の目薬など、西洋医学に関するものは全部捨てました。生活習慣を一から見直し、夜は10時就寝、朝5時起床で40分の早足ウォーキングから一日の始まりです。

玄米菜食はすぐ始めました。肉類、乳製品は元々アレルギーがひどかったので好きではありませんでしたし、甘いお菓子も特に和菓子は嫌いだったので食べなくても平気でした。基礎体温が35度前後でしたので、からだを温めることに重点を置きました。呼吸法・手足温浴・温冷浴・ビワ葉療法・ビワ温灸・食箋など、市川先生から習ったことは全て実行しました。

お手当と勉強で大変でしたが、ふっと気がつくと、あれほど辛かった肋間神経痛の痛みが消えていました。驚いたことに40代のときの自動車事故による、むち打ち症からアレルギーの持病まですべて解消していました。

痛みがなくなってからは、心の持ち方の実践に入りました。ガン患研で大勢の「治ったさん」とお会いしたり、お話を聴く機会が多々あり、私も「治ったさん」になりたいと強く思うようになりました。

『いのちの田圃』の合本も全巻取り寄せ、必死で読みました。2011年11月に市川先生の講座で血液検査の結果が必要になり、総合病院を紹介してくれたかかりつけの医院に検査を依頼しました。そのとき、腫瘍マーカー値が正常時2・0以下のところ317あり、医師はびっくり仰天して「頼むから大きな病院で検査をしてほしい」と懇願されました。私は、「原因はわかっているから、先生、自分で下げてまた半年後に来ます」と言って帰ってきました。

たばこの煙がひどい場所に30分くらいいたと

き、呼吸が苦しくなったことがありました。

それ以外、自分は間違ったことをしていないと確信していましたので、「今度は心の喜ぶことをしてみよう」と思いました。寒い季節に向かっていましたので、冬場はマスクをし、完全防備をしてコンサートを聴きに行ったり、友人の作品展や美術館に行きました。

その間もお手当や勉強は欠かせませんでした。春になるのを待って、桜見物に出かけました。熱海、倉敷、広島、錦帯橋、京都まで足をのばしました。

きれいな空気をいっぱい吸ってとても幸せでした。7カ月後に再検査をしたら、マーカー値が1・2になっていました。私の顔を見るなり、医師が「加藤さんすごいねー！　あの数値は何だったんだろうね」と、ニコニコしながら私のからだを上から下まで眺めていました。私が実行したことを言っても理解出来ないだろうと思い、「だから、自分で下げるって約束したでしょう」とだけ言いました。

自分がガンになった本当の原因がわかりました。潔癖（けっぺき）症で何でも自分は正しいと思い込んでいました。負けん気が強く、自分にも厳しかったのですが、他人に対しても自分の判断だけで評価してしまい、いちいち指摘をしていました。そのため、結構意見の衝突があり、神経がいらだつことが多かったのです。この性格がいけなかったのですね。現在は仕事もやめて、心身とも健康になり、幸せを感じる毎日を送っています。ガンになったおかげで、このような第二の人生を歩むことが出来ました。自己信頼が一番大切だということを学びました。

これからは、ガンや病気で苦しんでいる人に、自分でしか治すことが出来ないということと、健康は自分で守っていくものだということを伝えていきます。

体験レポート

玉本珠代さん

46歳／女性

症状 左の頸部の腫れ

病状経過 甲状腺乳頭ガンが発覚し、手術で切除すべきだと医者から勧められた。しかし、西洋医学的な治療を拒否して自然療法に取り組む。約1年間で、ガンが自然退縮。病気を経験して生きている幸せに感謝。この現実をたくさんの方に知ってもらうためにセラピストとして活動し、西洋医学以外にも多くの治療法があることを人々に伝えたいと思っている。

西洋医学的な治療より自然療法が効果的だった

　私の甲状腺ガンがわかったのは2012年5月のことでした。自覚的な症状は全くなかったものの、知人から「左の頸部が腫れている」という指摘を受け、すぐに甲状腺専門病院で検査を受けました。たまたま、当時学んでいたことの研修を受けるために渡米する直前だったので、慌てて検査を受けました。組織を取って診る細胞診まで行なった結果、細胞の悪性度はクラスVの甲状腺乳頭ガンという診断でした。さらに検査をしたところ、左頸部のリンパ節にも転移が認められるということでした。

　この段階で主治医からは、すぐに手術で切除するべきだと勧められました。しかし、私はこの病気になる前から、「レイキ」というエネルギー・ヒーリングやヒプノセラピー（催眠療法）などのセラピーを自宅でサロンとして行なっていましたので、これらのヒーリングで治せるような不思議な確信がありました。ですから、「悪性のガン」

と言われても、とても冷静で、感情的に特に取り乱すこともありませんでした。

しかし、改めて今考えてみると、当時は非常に疲れやすかったですし、人間関係（特にパートナーシップ）においても、常に言いたいことを我慢して呑み込んでいたように思います。無意識のうちにストレスをため込んでいたのでしょうね。

病気の発覚後は、手術や抗がん剤などの西洋医学的な治療は拒否しました。その代わり、実に様々な自然療法に取り組みました。効き目がありそうに感じた治療は、まず実践してみるという思いでいろいろ試しました。食事に関しては、ローフードを中心にしたベジタリアン食を実践（ガンがわかる前から実践はしていましたが）。自然食品店で紹介していただいた、酵素を使用する2週間近い酵素断食や、1日1食の食事、低体温を改善するための人参ジュース、薬膳や漢方薬（自分で煎じた十全大補湯など）も飲用しました。

治療器具としてはAWG（Arbitrary Waveform Generator）という電子治療器を2カ月間レンタルし、毎日8時間近く使用し続けたことや、カーボン棒を燃焼させる光線治療器なども、短期間でしたが使用していました。

その他には、温熱療法と酵素療法を兼ねた、麻炭を混ぜた米ぬか酵素風呂の施設に、週に2度ほど通ったりもしていました。運動療法としては、ときには不思議に思われるのですが「トランポリン療法」というものを行なっていました。

つまり、食事や運動、民間療法の実践などをかなり積極的に行なっていました。

そして、様々な治療を続けるうちに、いつしかいろいろな気づきが得られました。

まずは、現在の病気は自分自身が作った結果であるという思い。反省などはなく、淡々とそうなのだろうなと感じることができ、そう思うと、そういう気づきを与えてくれたガン細胞への「感謝」と「いとおしさ」を感じることができました。今までは、様々な出来事に対して、自分というフィルターを通して、自分に都合の良い意味付けをして、他者を理解できずについつい批判しがちでした。それによって知らず知らずのうちにストレスを感じていた自分を知ることができました。そういう気づきを他にもたくさんできたことで、自分を許したり、そのときの状況の流れに委ねることができたりして、いわゆる「とり越し苦労」がなくなると共に、未来に対しての恐怖心もなくなっていったような気がします。

治療を始めて約6カ月後の、2013年1月末ごろには、自分自身のからだが変わったという実感が自分の中でもありました。ガン細胞に対しても「もうあなたから十分な気づきをいただいたので、もういいよ。あなたのお役目は終わったのよ」というような感覚を感じていました。自分自身では症状的にもガンは消えたという思いがあったのですが、家族や周囲の不安もあり、ガンが最初に見つかってから1年後の2013年5月に再度、MRIの画像検査を行ないました。結果は、原発巣・転移巣を含め、全ての腫瘍が『検査上は検出不能』というレベルまで退縮効果が認められました。主治医の先生は、とても不思議がっておられましたが、私の中ではある程度、確信があった結果でした。もちろん、血液検査上も何の異常もありませんでした。

こうして、結果的には約1年間で甲状腺乳頭ガンの自然退縮という結果となり、非常にうれしく思っています。

ガンが消えてから数年たった今だから思うことは、ガンになる前には元気でいるのが当たり前で、病気になることや自分の「死」などは全くイメージできていませんでした。しかし、ガンという病気を経験して、初めて今生きている毎日の一瞬一瞬がいかに喜びにあふれ、感謝できる時間であるかがわかりました。単なるポジティブシンキングではなく、本当に「ガンになって良かった」と感じています。これは、ガンが治った今だから言えることではなく、まだガンがあったときにも感じていたことです。

　こういう現実をたくさんの方に知っていただきたくて、私は今、セラピストとして活動を続けています。そんな中で、みうらクリニックの三浦医師ともご縁をいただき、共に今苦しんでおられるガンや難病の患者さんに、少しでも勇気を与えられるような活動を行なっております。私自身が若くしてガンになりましたが、そして、それを様々な方のサポートや様々な治療で乗り越えられた経験にも意味があると思います。これを自分自身のお役目と捉え、ぜひ多くの方に西洋医学以外にもいろいろな治療法があることをしっかりとお伝えしたいと考えております。

　そして何より、治療に望む際に大切な心の状態を知っていただきたいと思います。

　どんなに良い治療でも、恐怖心や不安感を感じながら行なうよりも、「きっと、良くなる」という安心感をいただきながら、「体調が良くなれば、あれをしよう、あそこに行こう、あれを食べたい」など考えてワクワクするような未来地図を持って生活されることをお勧めします。

　私自身も「未来地図」というセラピーのナビゲーターとしての活動を行なっていますので、みなさんもぜひ、楽しい「未来地図」を描いていただきたいと思っています。

体験レポート

女性

症状　悪心と倦怠感、水を飲むのも痛いほどの口内炎、寝るだけで起こる目眩

病状経過　携帯電話販売ショップに勤め、ストレスが多い日々を過ごすうちに、次々と病に襲われ、「抗ガン剤が効かなければ子宮全摘出」と宣告される。抗ガン剤に苦しめられ、ついに「二度と抗ガン剤はしない。それで死んでも仕方がない」と追い込まれる。著書を読んで内海先生の診察をあおぐ。食事療法や温熱療法などに取り組み、効果を実感できるようになった。

食事療法や温熱療法などで体質を改善

私は2013年6月、26歳のときに部分胞状奇胎という少し珍しい病気になりました。悪心、不正出血などがあり、妊娠かと思って産婦人科へ行ったのですが、早急に手術が必要だと言われました。

2度の子宮内掻爬術をし、この病気での腫瘍マーカーであるHCG値を経過観察していましたが、正常値に入る前に再上昇したため侵入奇胎であると診断されました。胞状奇胎は子宮内に異常増殖した細胞を取り除くことが可能ですが、侵入奇胎の場合は子宮筋膜内へ組織が入っている可能性が高いため、抗がん剤でその組織をちらすか、子宮全摘出しか方法はないというのです。

インターネットや書店で調べてみましたが、そもそも症例が少ないこともあり、それ以外の方法を提案するようなものはひとつもありませんでした。実際に患者さんのブログもありましたが、みなさん抗がん剤で頑張っているという内容でし

た。そのいくつかのブログの方たちは、再発を繰り返してそのたびに抗がん剤をされているという内容でしたので、とても怖かったことを覚えています。

7月から9月にかけて、5日間を1クールとして間隔を空けながら5クールMTX単剤投与をしました。しかし、HCGの数値が下がらず停滞してしまったため、10月から1月にかけて、MTXとアクチノマイシンDの2剤投与を4日間1クールとして7クール実施しました。

投薬を開始したころは脱毛もなく、からだの状態もそこまで悪くなかったのですが、最後の期間は本当につらかったです。それは、体毛はほぼすべて抜け落ち、寝ていてもつらい悪心と倦怠感、水を飲むのもつらいほど口中にできた口内炎、痛すぎてうめくほど便がかたくなってしまうなどです。最終的には、歩くのもやっと、寝返りをうつだけで起こるひどい目眩に耐えました。

今思えば本当におかしな話ですが、これはすべて病気と言われているものの症状ではなく、薬によるものでした。

1月末に2剤投薬を終え、正常値だったHCGが数カ月後、医師も不思議だというほど、ほんの少し上昇し始めました。

「しばらく様子は見るが、このまま下がらなければ再上昇と認めざるを得ないため、臨床的絨毛ガンだと診断し、さらに強い抗がん剤を併用する」と言われました。

ここで私は、この病気に関して日本トップクラスの医師のもとへ転院することを決めました。その先生は経験豊富だそうで、以前の医師にくらべて話を聞いていても安心感はありました。ただそれでも私が期待するような変化はありません。以前の病院のときも同じですが、ただ投薬をしてその副作用に耐えるという繰り返しです。私は、この治療法以外に例えば食事で気をつけることなど、自身で出来ることはないかと、何度も問いかけてきました。しかし転院してもその答えは一緒で、とにかく治療、抗がん剤投与、それが効かなければ子宮全摘出、それしかないという答えでした。

結局、しばらく様子を見ていたものの数値も上昇を続けたため7月から、前回の2剤にエトポシドを加えた3剤投与を開始することになりました。ガンという病名を告げられてから、近藤誠氏や丹羽靱負（にわゆきね）氏など数名の著書を読みましたが、その方達の考えでも絨毛ガンについては、抗がん剤が有効であると記されていました。

実は数カ月前から知人の紹介で、鎌倉のとある診療所に通ってみたのですが、効果を得ることはできませんでした。そういった積み重ねから、やはり抗がん剤以外に方法はないのかと落ち込みました。

そして7月、入院をして治療の開始です。病室には同じ絨毛ガンで私よりも治療を重ねている方が2人いらっしゃいました。同じように頭髪が抜け、顔色は少し悪く、私には生き生きとしているようには感じられませんでした。あの人たちの姿は、このままいけば未来の私だと思いました。医師の言う通りにこの治療を頑張って乗り越えれば、私はまた以前のように生きられるだろうと信じていましたが、それは間違いだと気づきました。

他の患者さんと医師の話を聞いていても、医師は病気がなんなのかとか、からだはどういうものなのかとか、そういったことを何もわかってはいないのだなと感じました。

このころ少し食事についても勉強をしていた私は、病院食がからだに悪いものを多く含むことにも驚きました。私は身をもってこのままでは、薬や病院にからだを蝕（むしば）まれてしまうと感じました。6日後退院のときには話す気力も歩く力もまったくなく、私が私でなくなってしまうような恐怖を感じました。

2週間自宅療養をしましたが、それでも病院へ向かえる状態ではなかったので、検査をキャンセルするために電話をしました。医師は少しあきれたように、心を入れ替えて頑張らないとだめだと言いましたが、私は決めました。

もう二度と抗がん剤はしない。それで死んでも、生きながら死人のような日々を繰り返すよりはマシだと思ったのです。

そこで少し前から、Ｆａｃｅｂｏｏｋや著書を読んで興味を抱いていた内海先生のクリニックへ行くことに決めました。今まで抗がん剤治療しかないと信じ込んでいた私にとって、かなり勇気のいることでしたし、実際に伺うまでは不安がとても大きかったのです。しかし、問診票に記入し面談して、その不安はすぐに吹き飛んでしまいました。これまでの病院では、まったく関係ないとされてきた私の食事などの生活習慣を細かく聞かれ、食事を変えることと、からだを温めることを徹底するように言われました。クリニックでの治療もありますが、あくまでも自分を治すのは自分であるという考え方にとても共感できました。それから私の生活改善、食事療法と温熱療法、クリニックでのメタトロン診療が始まりました。以前の医師に報告をしたときは、死にたいのかと言われて不安にもなりましたが、もう迷うことはありませんでした。

クリニック指導のもと、基本的には4つのことを行ないました。

1つ目は、食事を1日1回、多くても2回にするということ。内容は玄米、生のものも含めた旬の野菜、納豆、梅干し、ごま塩、味噌汁、肉や魚、海草類、豆類などです。調味料は本物の味噌、醤油、塩、良質な油のみを使っていました。お砂糖はどんな質の良いものでも一切とりません。すべてのものに化学調味料が含まれないようにして自然栽培のものを選び、放射能汚染にも気をつけて自身が口にするものをしっかり吟味します。これは簡単ではありませんでした。これまで私は、何も考えずにコンビニ弁当などもよく食べていましたので、その手軽さに慣れすぎてしまっていました。ひと手間を面倒と感じてしまうのです。しかし、食事というものがどれだけからだにとって大切なものか理解できると、今までの手軽さがいかに恐ろしいことであるのかがわかりますし、1日1度の食事なので慣れてしまえば意外と楽なのです。

2つ目は、当たり前のことですが、しっかり早寝早起きをして、適度な運動をすることです。運動は特別なものではなく、駅で階段を使うとか、どこか出かけるときになるべく徒歩か自転車で行くという簡単なものだけです。

3つ目は、温熱療法。とにかくからだを温めるというものです。私はクリニックでの低温サウナや近所にある陶板浴でじんわり汗をかくことを週に1~2回。あとは家でほぼ毎日入浴と自然療法の一つである、こんにゃく温湿布などを実施しました。

そして4つ目は、クリニックでのメタトロン診療。これは私がとるべき食べ物や、相性の良い植物なども教えてくれるのでとても参考になりますし、レメディーも処方してもらえます。

たったこれだけですが、今までの私を振り返れば特に食事は大改革です。私のからだが変わるだろうと思いましたし、実際これで体重を10kg自然と落とすことができました。

体験していない人は、こんなことで病気が治るはずがないと思うかもしれません。以前の私もそうでした。しかし、多くの人が正しいと信じている抗がん剤治療を1年近く行ない、自分で出来ることは何もないと言われ、矛盾を感じ続けてきた今の私は納得できるのです。

私は、携帯電話販売ショップで働いていました。基本的に毎日9時ごろから22時ごろまで拘(こう)束(そく)されますし、クレーム処理などストレスも多く、22時から深夜までお酒を飲むこともよくありました。また、お昼はコンビニなどで済ませることが多かったので、生活習慣はからだにとって酷(ひど)いものだったと反省しています。さらに、せまい店内で常に何十台ものパソコンやスマートフォンに囲まれていましたので、電磁波の影響もあったのではないかとも思っています。

　病は、突然何の理由もなしにやってくるものではなく、大半は自分や親の生活習慣や環境などが原因となっているのではないでしょうか。

　ただし、人間は性格も様々なように、体質も様々なために同じことをしても大丈夫な人もいればだめな人もいます。自分のからだの声を聞くことが大切だと思いました。病院ではこんなことは一切話にもでません。原因を考えもしないで、その薬や先生が病気を治せるのでしょうか。

　今、抗がん剤をやめて自然療法に切り替えて半年が経ちました。数値も落ち着いていますし、何より自身のからだなので健康なことがわかります。敏感になったとも思います。不調にすぐ気づいて、あの食材が合わなかったのかなとか、最近寝不足だったかなというように反省して、自分のからだを大切にできるようになりました。

　私の両親も、今でもこのままで大丈夫なのか、本当に病気は治ったのかと心配してくれます。でも、私が現段階で確信をもって言いたいことが一つあります。もしあのまま病院で抗がん剤治療をしていたら私は少なくともあと7回はあの地獄のようにつらい副作用に耐えて生きなければなりませんでした。

　原因も考えず、自ら改善もしないままなら再発もあったかもしれません。5年生存率というのを医師もよく口にしていましたが、生きていても再発を繰り返し、抗がん剤治療がライフワークのようになってしまっている人もいるのです。つまり、5年後生きているかどうかだけではその善し悪しは判断できません。

抗がん剤治療をしなければ死ぬと医師に言われていました。医師の言う通りなら抗がん剤治療をしていない私は今数値が上昇し続け、悪心など症状が出てくるはずですがそれはまったく起きていません。それは紛れもない事実です。

私もずいぶん長い時間をかけて、無駄なお金も使いました。でもあきらめないで自分で考えて調べ行動して、本当に良かったと思っています。すべてを自分でやらなければならず、「そんなことはできない！」と思い込んでいましたが、実際は違いました。自分で1歩、2歩踏み出すことで周りのサポートも強くなり、様々なことが自然に動き出したのです。今は、ある意味で楽なほうへ流されず、調べること、行動することを諦めなかった自分と、そんな自分を支えてくれた家族や先生たち、安全な食べ物を提供して下さるすべての方に感謝しています。それと同時に1人でも多くの方が同じように健康を手にできるよう願っています。

断薬のポイント

この方の場合、来院してすぐに生理が来るようになりました。この方が良かったのは、なぜ自分がガンになったのかという点を、治療の中で考え抜いたことです。これからどのように生きていこう、もし死ぬならどのように死のうかということを、若くして考えるようになっていました。それが、今の状態の安定に間違いなくつながっていると思います。どこかの医者にやってもらっているのではなくて、自分でやっているということ。この点が非常に重要です。（内海）

第5章

ワクチンには問題が多すぎる

効かないワクチンに頼ってはいけない

現代医学の問題を親が理解することが重要

拙著で何度も述べてきましたが、すべてのワクチンに効果はありません。ワクチンに例外がないということが原則中の原則です。さらに、あらゆるワクチンは必ず別の病気を生み出します。子宮頸(しきゅうけい)ガンワクチンであれ、インフルエンザワクチン、ポリオワクチン、ヒブワクチン、ＭＭＲの麻疹(ましん)や風疹(ふうしん)のワクチン、ＤＴＰのジフテリアや破傷風(はしょうふう)、百日咳(ひゃくにちぜき)のワクチン、Ｂ型肝炎のワクチン、ＢＣＧ、すべて効かないということがわかっています。

ところが、例外を持たせようと考える親たちがいます。そのような親たちが基本的にワクチンによる後遺症の問題から逃げようとします。精神薬と同様に、己の発想を変えられないのです。特に子どもはまだ幼くて自分で考えられないのですから、親が発想を１８０度ひっくり返して転換できていなければ克服することは１００％無理です。ですから、親が理解することがとても重要です。

その理解というのがいったい何なのかということです。現代医学や歴史的な問題、アロパシーの問題、ワクチンが作られた背景やワクチンというものの根幹の嘘(うそ)はいったいどこにあるのか。ワクチンの歴史そのものが嘘だらけだということを根こそぎ勉強して理解していない親が、後遺症の子どもを治すのは絶対に無理です。それを理解していれば、後遺症が出たときに、またさらに西洋医学に頼るようなバカなことは絶対にしません。しかし被害者意識だけが先走っている親は、理解しているふりをしているだけで、実際は全然理解していないのです。

ワクチンがどれくらい効かないのか。例えば、インフルエンザのワクチンを打つほうがインフルエンザにかかりやすくなります。医学的に見れば、インフルエンザワクチンは効果がないどころか害しかありません。その証拠に1994年以降は、学校での集団接種が全国で中止になっています。きっかけになったのは、群馬県の前橋市医師会による調査で、インフルエンザワクチンに予防効果がないことが証明されたからです。また、子宮頸ガンのワクチンを打ったほうが子宮頸ガンになりやすいのです。子宮頸ガンワクチン開発の中心的研究者ダイアン・ハーパー博士は「公衆衛生の利益は何もありません。子宮頸ガンの減少はありません」と公式に断言しています。彼女はまた重篤（じゅうとく）な副作用がガーダシル（子宮頸ガンワクチンの1種）使用後にあると報告しており、ワクチンで防ぐとされる子宮頸ガンより、そのリスクが高いことをはっきりと示すことができるとも述べています。

さらに言えば、ＢＣＧを打ったほうが結核は増えるのです。それを一番決定づけたのが、１９７０年代前半に行なわれたインドでの大規模研究です。その際にまったく効果がなく、むしろ結核を増やすということがわかりました。ＷＨＯも一応追加試験をしたら、結果は同様で、欧米の進んだ国では基本的にＢＣＧが全部中止になりました。他にも、ＭＭＲのワクチンを打っても効かないどころか薬害が多く、ＤＴＰのワクチンを打ったほうが百日咳にかかりやすくなる事が、アメリカのデータでもわかっています。

すべてデータとしてわかっているにもかかわらず、日本だけが今もやっています。天下りの利権や製薬会社の利権があるために、無駄なＢＣＧを続けているのです。しかし海外でも日本でもワクチンは強制の流れが強まりつつあり、製薬会社を中心にマーケティングを拡大させています。根拠もないまま迎合する医者たちは儲けが減ることを恐れ、徹底的なまでにワクチンを打たない人々を迫害しているようです。

ワクチンは一切例外なく効果がありません。コンセプトがそもそも間違っているし、歴史から勉強しないかぎりワクチンがどうして無駄なのかがわからないのです。歴史から勉強すれば、すべてのワクチンが無駄だということがわかります。「歴史を勉強しなさい」と私はいつも言っています。

もう一つワクチン後遺症を克服するには、精神薬は麻薬や覚せい剤と同じくらいだと考えて対処しなければなりませんが、科学理論的にはワクチンは少し違います。ワクチンの場合は、ワクチンに入っている水銀やアルミニウムなどの有害なミネラルの問題、または免疫を暴走させるようなアジュバントやスクアレン、ホルマリンなどの物質の問題を理解しないと、そのワクチン後遺症の具体的な手法に結びついていかないところがあります。解毒したり、食事を変えたりなど基本的に同じところはありますが、微妙に違います。

ワクチンの場合は、精神薬より免疫に関係するような薬ですから、免疫の補正をしていかなければなりません。その免疫を補正していくときに使うものが、少し精神薬とは違うのです。私は、精神薬を抜くときは栄養療法をしっかり行ないますが、これは精神薬を飲んでいる人は分解のために栄養素が使われ、栄養不足になっている人が多いからです。それに対してワクチンを打たれていている子どもたちは、急に打たれたことで免疫が突然狂います。ですから、栄養状態ももちろん大事なのですが、それ以上に免疫を補正してくれるような、特殊な栄養素を与えることが重要になってきます。そのことを理解していない人がほとんどです。

それは、1章でも述べた、46種以外の免疫を補正するような栄養素や46種のミネラルであっても、特に免疫に関係しやすいようなものを意識して与えることです。また、波動医学的なアプローチです。細胞の周波数の補正をしてもっとミクロのレベルで解毒することが重要です。ですから、ホメオパシーがワクチンのところで得意分野だと言うのも、ホメオパシーが波動医学の一つだからというところがあります。そして、子どもたちの精神性を高めるということも大事であり、親が高まってくれば子どもは自然に高まっていきます。赤ちゃんの場合は、親がすべて決めなければいけません。子どもが物事の判断がつく年齢になっていれば、教育そのものが重要になってきます。そのあとは、余分な毒は入れないようにできるかということも重要です。

「予防接種をすれば重症化しない」はウソ！

世の中で言われている予防接種をすれば重症化しないというのは、すべて嘘です。重症化しないというのは比べられようがないですし、単純に言って同一人物で、それを比べる研究をたてようがありません。重症化しないというような論文などを製薬会社が出している場合もありますが、基本的には操作しているものがほとんどです。重症化するのを防ぐどころか、実際には、別の病気を作っているというデータしかありません。みなさんも感染症で亡くなったという老人ホームのニュースなどを注意深く見れば、その人たちがワクチンを打っていることに気づくでしょう。

独立系の利益相反（りえきそうはん）がないような組織や研究者が調べたものは、すべて真逆です。予防接種をすればするほど重篤な別の病気になるというデータになっています。結局のところ、最初は予防接種をすれば防げるという嘘を言っていたのですが、バレ始めたので重症化しないという表現に切り替えただけなのです。ですから、それを科学的な話や統計的な話で追っていくよりも、歴史から追っていけるかどうかのほうが重要です。ワクチンの歴史や医学の歴史などを真面目に勉強すれば、そんな嘘に騙（だま）されること自体なくなります。

重症化しないという嘘は、何にも知らない親たちはまだまだたくさん信じています。現状は、まだまだワクチンを打ちに行く人がいっぱいいますから、そんな親たちはどうにでもなってもらって結構だと、私は講演の中でいつも言っています。それくらい心底から思っています。今はインターネットで、かなり多くの人がワクチンの危険性について普通に見られる時代になっています。ですから、知っている人はみんな知っている話なのですが……。それでも、ワクチンを打ってしまうという親たちは、いかにアンテナを張っていないかということです。

世の中をおかしいと思うアンテナがないところに、愚民化の最たる象徴を感じます。子どもに毒を入れてどうなるのかということは、少し調べればわかるものを、何もしないのだから今の親たちは子どもがどうなっても関係ないと思っているのと同じです。自分たちは、いつも努力しているふりをしているだけです。毒親の最たるものだと思います。自分たちで、医療の嘘に洗脳されたがっているのではないでしょうか。そこから考えないと話になりません。

ワクチンを色分けするような言い方をしても意味がありませんので、私はすべてのワクチンを否定します。狂犬病のワクチンでさえも効き目がありません。さらに言えば、海外に行くときのワクチンも効果はありません。まったく効果がないワクチンを打っているのはどうか、という意識がないといけないのですが、今は法律上の問題がありますので……。これほどの危険性があるにもかかわらず、医療産業が世界中を牛耳（ぎゅうじ）っているという現実があります。

ワクチンがアレルギーや自閉症を引き起こす

ワクチンの副作用としては、自閉症やアレルギー、難病が挙げられます。また、悪性硬化症や筋ジストロフィーなどいろいろです。このような病気を引き起こすのは、構成成分を見れば一目瞭然であり、わかりきっていることなのです。例えば、１９８０年代から急速に増えた自閉症です。この病気は、さまざまなワクチンに水銀系薬剤（チメロサールなど）やアルミニウム系薬剤が添加される以前は、とても珍しいものでした。

現在は、乳児に多くのワクチンを打つために、許容量の数百倍を超える水銀が体内に入るような状況になりました。水銀やアルミニウムが、脳に重大な損傷を引き起こすことは公然の事実です。さらに、動物細胞やホルムアルデヒド、グルタミン酸ナトリウムなどが入っているワクチンは、子どもの脳を最大限に破壊します。

【ワクチンの構成成分】

①ワクチンの材料である動物細胞の培養で生じた細菌や野生のウィルス。

②水銀。水銀は神経毒ですが、依然として世界中のインフルエンザ・ワクチン（複数回を

接種するタイプ）や、ほかのワクチンにも微量の水銀が残留しているものがあります。

③アルミニウム。骨、骨髄、脳の変性を起こす可能性のある毒です。

④猿や犬の腎臓、鶏や牛、人の毛髪、蛾の細胞。

⑤ホルムアルデヒド（防腐液）。発ガン性物質として知られています。

⑥グルタミン酸ナトリウム。興奮性毒物で覚醒剤に近いです。

⑦ポリソルベート80。メスのネズミで不妊症、オスのネズミで睾丸の萎縮をひきおこすことがわかっています。

⑧そのほかに、抗生物質や着色料、安定剤、賦形剤（水やアルコール、グリセリンなど）、等張化剤（塩化ナトリウムなど）、乳化剤、無痛化剤（リドカインなど）、希釈剤、緩衝剤（リン酸類塩など）です。

ワクチンの対処法を考えるとき、やはり水銀やアルミニウムを抜くことを第一に考えます。また、免疫を狂わせるようなホルマリンやスクアレン、アジュバント、界面活性剤など、そのミネラルの毒物と脂溶性の油の毒物をどのように抜いていくかということが重要になってきます。ワクチンを抜くときのコツは、精神薬を抜くときと意識的なものは同じです。特に親の意識や家族の意識はとても重要だと思います。

精神薬の場合は、低温サウナなどでのデトックスや栄養をしっかり与えることが重要です。精神科の患者の場合は、長年薬を飲んでいるので栄養素は大体いつもカスカス状態ですから、サプリメントで栄養素を与えるということと、波動医学や量子医学で周波数を補正することを実践しています。その周波数の補正は、ワクチンを抜くときにも同様に行なって良いのですが、食事の与え方としては、前述したように免疫を補正するような栄養素を与えることが重要であり、そこが精神薬を抜くときと少し違うところです。

ワクチンのときは、何でも栄養素を与えれば良いというものではありません。マンガンやマグネシウム、鉄などは必須なミネラルですから必要だと思います。他にも、必須栄養素以外のものをワクチンのときには与えることが重要なことです。フィトケミカル、サポニン類、食物繊維などもそうですが、他にもいろいろな栄養素があります。また重要なのは糖鎖（とうさ）を意識することです。また、セレニウムなどの微小元素を入れると非常に水銀が抜けやすくなります。

そのようなことを意識して入れるようにすることが、ワクチンのときは免疫の補正にすごく役立ちます。もし仮にサプリメント的なものを使うにしても、精神薬の場合は栄養素の単位当たりの容量がたくさん入っているようなサプリメントを当院は使っていますが、ワクチンの場合はどちらかというと、広く浅く栄養素を補ってくれるような健康食品みたいなもののほうが良い印象があります。子どもが多いのでより食品に近いことが良いというのもあります。

また、ホメオパシーは少し方向性が違います。ホメオパシーは、その病気や症状を起こしうる毒を使い、それらの毒を天文学的に希釈(きしゃく)して与える療法です。なので、ホメオパシーの使っているレメディーには有効成分は入っていませんが、情報だけが入っているという形です。それにからだが反応して治癒力を向上させるのです。当院で行なっている量子医学は、まったく同じとは言いませんが、周波数や細胞間のエネルギーを利用していることには大きな変わりはありません。ホメオパシーは、ワクチンの後遺症から脱出するときは、かなり効果的な方法の一つだと思いますので、今後は私も少しずつ増やしていこうかと考えています。

子どもをワクチンの薬害から救うための心構え

ワクチンは子どもが自分の意思で打つのではなく、親に打たれるのです。家族が無理やり精神科に連れていって薬を飲ませたりするのと同じで、ワクチンも実際のところは親が子どもを連れて打たせるのです。今、世の中でワクチンの害がこれだけ騒がれているにもかかわらず、親が子どもにワクチンを打たせて被害者の顔をするのです。しかし、そのような親は加害者です。そこのところを理解できる親はいないと思います。そういう人たちは私のところにほとんど来ません。

私のところにワクチンの問題で来る親は、自分のことを一応は顧みているのでしょう。一方、来ない人たちは「あなたは悪くない」と言ってほしいのです。「精神科医が悪い」と言ってほしいのと同じで、「製薬会社が悪い」と言ってほしいわけです。残念ながら、医者や製薬会社が悪いのは当たり前であるにすぎません。それと同じくらい問題なのは、そのような状況を招き、このような歪んだ社会を作り出した、人民であり、市民であり、患者であり、家族なのです。人々の無関心こそがこのような状況を作り出したのです。

それぞれがこの構図を作ってきたにもかかわらず、毒親というのは「自分たちは悪くない」「私たちは被害者です」と言っています。ワクチンの役割やワクチンの後遺症について考えたときに、一番重要なことは、親は被害者ではなく加害者であるということです。親が本当に心の底から子どもに謝れますか。「自分が悪かったです」とそう反省できますか。

精神科医が悪いのでさえなく、小児科医が悪いのでさえなく、自分が至らなかったからワクチンを打ちに行かせ起こるべきことが起こった。そう考えられない親が子どものワクチン後遺症を克服することはできません。そしてそれを自覚した親ははじめて後遺症を克服することもできるでしょうし、ワクチンだけでなくこの世の様々な問題について本質的に取り組もうと思うでしょう。それこそが私が望むものであり、そう考えない親たちに私は協力などしたくないといつも思っています。

体験レポート

アトピーを患った
男の子の母親

症状 症状：食物アレルギー、頭皮に血膿が流れる

病状経過 息子は生後3カ月からステロイドを多用した治療を受ける。現代医療に疑問を持ち、セミナーで知ったホメオパシー療法に転換。ステロイドをやめたことで様々な好転反応が出た。特に、息子が高熱やその他の症状で苦しむようになり、絶望感に襲われる。けれど、最後までホメオパシー療法を信じて息子は「本物の健康」を手に入れることができた。

ホメオパシー療法で息子は救われた

生後直後からアトピー性皮膚炎と食物アレルギーを発症し、全身のステロイド塗布とザジデンやヒスタミン薬の内服を開始した次男。あれから9年の月日が流れ、息子は一切の薬を卒業し、弾力のある皮膚と健康な腸をとり戻し、健やかなる成長をとげています。母として「子どもの病気を根本から治癒したい」という願いをホメオパシー療法との出会いによって叶えることができたのです。

「生後3カ月。こんな小さな赤ちゃんの全身にステロイドを塗ってもいいのだろうか？」

頭の片隅でそう疑問に思いながらも、薬が病気を治してくれると信じていた私。その治療から半年が経過したとき、ステロイドを塗っていなかった頭皮にだけ血膿が流れるほどの症状が現れ、食物アレルギーの数値は上がっていき、また中耳炎によって鼓膜（こまく）切開と抗生物質の投与を繰り返すこと5回。ここでようやく私は「なぜ薬を飲んでい

るのに同じ症状を繰り返すのだろうか？　薬では根本的な治癒は不可能なのではないだろうか？　このままではいけない！」と思うようになりました。

そして出会ったのがホメオパシー療法でした。

「自己治癒力を触発し自らが健康になる療法？」

「物質を含まない砂糖玉のレメディーで治療を行なう？」

正直すごく怪しく気に思った一方で、「薬は病気を治癒させているのではなく症状を抑圧させているだけ」という、漠然と内に抱えていた疑問に答えを見つけた喜びがあり、「大きな病気から守ってくれるはずの予防接種がとてつもなく悪さをする！」という理解の範疇を超える驚きがありました。

この目で確かめようと参加した由井寅子先生のセミナーで初めて知らされた現代医療に対する真実は、今までの医療に対する考え方は間違っていたのだと認める力を与えてくれ、「もう薬はやめよう！　ホメオパシー療法を信じてみよう」と一筋の希望の光になりました。

すぐに好転反応が始まりました。ステロイドをやめたことで全身から激しく排泄が始まったのです。原因となったものを希釈振盪したレメディーをとることで自己治癒力が触発されからだから老廃物の排出が始まる、そしてそのからだの掃除が終わることで健康体へと導かれる。それが「好転反応」というものだと頭では理解していても、とてもつらいものでした。なぜなら、このアトピー性皮膚炎の大きな原因は、私が母親として子供のためによかれと思って受けさせたさまざまな予防接種、病気を治してくれるものと信じていたステロイド、ザジデンや抗生物質の薬剤、元気な赤ちゃんが生まれてくれるようにと妊娠中に飲んだ鉄剤、私自身が長期に渡って塗布したステロイド、頭痛や月経痛に安易に使用した鎮痛剤による

「医原病」であることに気づかされてしまったから。それらのレメディーを入れていくことで、子どもは激しく反応し、高熱を出し、全身から血膿を排出するのです。母親としてよかれと思ってきた行為がすべてこの子を苦しめている原因だったのかと、自分はなんて無知だったのだろうと激しく自分を責めることになりました。

さらに、ホメオパシー療法そのものへの理解を家族や周囲の人からも得られず、全身から血膿が噴き出ているのにあのお母さんは病院へ連れていかない、治療を拒否している、子どもを虐待していると見られ、現代医学や世間の目との間で大変孤独な状況へと追い込まれました。「私は現代医学の真実を知り、子供をただ健康なからだにしてあげたい！」と願っているだけなのになぜ理解されないのだろうか、なぜいつも一人で頑張らなくてはいけないのだろうかと、とてもつらく悲しく、途中で何度も投げ出しそうになりました。けれど「自分の無知がゆえ」という罪悪感で、途中で投げ出すことも自分に許すことができませんでした。

好転反応がいつ終わると予測がつけば、苦しみに耐えることもできるでしょう。しかし、息子は皮膚症状に加えて、耳下腺（じかせん）にピンポン玉大の大きなしこりができ衰弱していったのです。医者になんて責められるかという恐怖もありましたが、それ以上に「大変な病気では？」と大きな不安に襲われ、病院へ連れて行きました。症状の激しさにそのまま入院させられ、「もう絶対に薬をとりたくない」と決心していた私の目の前で大量の薬が点滴されました。1歳にもならないその細い腕から薬剤が次男の全身にまわっていくのを見て、自分の信じたホメオパシー療法を否定された悲しみ、自分では何も解決できない無力さや絶望感、そしてわが子が死ぬかもしれないというとてつもない恐怖…さまざまな感情が湧きあがりました。

そうした状況の中で、私の壊れそうな心を支えてくれたのはホメオパスという存在でした。孤独の中でホメオパスだけが私の苦しみの吐露を受け入れてくれ、一緒に泣いてくれ、私は彼女たちの前では弱音を吐くことができたのです。そして由井先生の相談会では、症状の激しさを嘆き一刻も早く治めてほしいと訴える私にむかって「子どもの病気であっても、これは母親のあなた自身が何かに気づくための学びだよ。今までの生き方・考え方を変えることが必要になるんだよ。こうした状況の中でもホメオパシーを続けていられること、子どもが生きていること、この日常の小さな喜びに感謝をすることが大切なのだよ」と厳しくも温かい言葉をかけていただきました。その言葉にはっとさせられて涙があふれ、「子どもは私に何かを気づき学んでほしいからこうした症状を出し続けているのだ」「私が変わることでこの状況は変化していくのかもしれない」と思うようになりました。同時に、無農薬野菜を中心としたオメガ3オイルや酵素なども取り入れた正しい食事法を実践していくようになりました。

由井先生の処方により、さらに原因となったものに対するレメディーが与えられることになりました〈8種類の予防接種のコンビネーションのマザーチンクチャー（スーヤ・ワクチノーシス）自閉症の子どもたちにも使われる腸の解毒を進めるマザーチンクチャー（アルファルファ・オーティズム）〉。

次男を出産する前の5年間に私自身がインフルエンザワクチンを3年間接種していることに由井先生が着目されました。なぜなら、そのワクチンの中に多く含まれている水銀の影響が次男の症状（リンパの腫れ・潰瘍（かいよう）化する皮膚（ひふ）・赤く縁のある丸い発疹（ほっしん）・下痢と軟便を繰り返す・食物アレルギー等）に強く表れていたからです。さらに妊娠中の貧血によって造血剤の注射を10本打っていること、抗生物質により体内にカビがはびこり免疫低下が起きていることから、Merc-sol. Merc-co. といった水銀のレメディーや薬剤レメディーもとることになりました。体毒の排出は一層高まり、高熱が続き、耳から茶色い液体が何度も排出しましたが、そのたびに首のリンパの腫れは小さくなり、皮膚への排泄も続きました。しかし、徐々に体力を取り戻し、骨格がしっかりとしていき、成長の遅れも取り戻していきました。こうした子どもと私を見ていた家族にも変化が訪れました。これまで頭から否定してきた家族が「ホメオパシーはよくわからないけれど、あなたの信じた道を応援してみるよ」と言ってくれるようになり、家族のサポートは大きな力となりました。

　この好転反応の苦しみを通して、母親である私は、感情を感じる心を取り戻したように感じます。私が育った家庭は特に母親とは冷たい関係で、守られている安心感やぬくもりのなさからいつのまにか無感情へと心を閉ざしていきましたが、好転反応でのつらさや孤独感は私にもう一度湧き上がる感情というものを与えてくれたのです。たくさんの未解決な感情であるインナーチャイルドがその存在に気がついてくれるのを待っていたのです。そうしたインナーチャイルドを解放するためにレメディーが強い味方になってくれたのは言うまでもありません。

　この身体と心の排泄が同時に行なわれたことで、治癒のスピードはものすごい勢いで加速していったのです。

　ホメオパシー療法と出会い、受け入れがたい真実や現代医学との葛藤もありましたが、そこには必ず解決法があり、レメディーというツールがあり、そして、由井先生をはじめとしてホメオパスの心の琴線に触れる言葉のレメディーには大きな希望がありました。「症状の消失」は本当の治癒ではありません。病気は何かのお知らせであり、苦しみから学び、気づきを通して自分が生き方を変えていくプロセスによって、薬に頼るのではなく自分の中にある自己治癒力を信頼する強い力を得られます。それによって、「本物の健康」を手に入れることができたのだと思っています。

★主治医からのメッセージ／由井寅子

顕著だったのは出血性のアトピーと玉子大のリンパ節の腫れです。アトピーのためか機嫌も悪くいつもグズグズ泣いたり 怒ったりしていました。

この子の場合は、水銀毒の症状と良く似ていました。ワクチンの中に入っている水銀毒によって出血性のアトピーやリンパ腫が作られていると思い、水銀を希釈振盪（きしゃくしんとう）したレメディーであるMerc-solやワクチンそのものを希釈振盪したレメディーを中心にとってもらうことでリンパ腫が小さくなり、アトピーも枯れていきました。その後メキメキ身長が伸び、そのうえ心も穏やかで愛情深い子どもになっていきました。

日本の子どもたちのアトピーはこのような出血性のアトピーや温かくなると痒くなって掻いた後刺すように痛むアトピーが多く、前者は予防接種で入る水銀毒によるもの、後者は予防接種で入るアルミニウムの害によるアトピーです。

なぜそんなことが断言できるかというと、水銀やアルミニウム、ワクチンを希釈震盪したレメディーを与えることで生体が反応し排泄が始まり治癒していきますが、それは取りも直さず同種の原理に基づき、病気の原因がワクチン、そしてその中に含まれる水銀やアルミニウムであることを意味するからです。

また、予防接種はアトピーだけでなく自閉症や神経炎などの神経に達する疾患や自己免疫疾患などの難病を引き起こしてしまうとても危険なものであることは、心あるホメオパスなら誰でも知っていることです。予防接種による感染症の予防というものは、感染症の慢性状態を人工的に作り出すことによって、急性症状が発症できないようにすることで達成される手合いのもので、いかに免疫を低下させるかがカギとなるからです。アジュバント（免疫増強剤）もそのためのもので、本当は免疫低下剤という名称にすべき危険なものです。

ちなみに高熱や発疹などの症状はからだから不要なものを排出し健康を取り戻そうとしている姿です。ですから、私たちホメオパスは「症状はありがたい！」といい、症状を病気ととらえ薬で抑圧する現代医学とは考えを異にします。またアトピーは怒り、リンパ腫は恨み（怒りの抑圧）と関係するように、心とからだは密接に関係し、人が治癒するときにはからだだけでなく心も楽になっていき、以前よりも喜びをもってこの人生を生きられるようになるということを、多くの患者さんを通して見てきました。本当の治癒は心・体・魂の三位一体で起こることがホメオパシーの臨床の25年間でよくわかりました。

ホメオパシーの恩恵がすべてに降り注がんことを！　万物生命、その存在自体に感謝し、命そのものを生きられんことを！

第6章

本当に怖い「身の回りの薬」

市販薬はすべて捨てていい！

無駄な薬の代表格

内科でオーソドックスに処方される無駄な薬の代表格が、降圧剤とコレステロールの薬です。降圧剤は、飲む必要がない薬です。まずは血圧の基準が間違っています。これは私だけではなくて、同じように多くの研究者が言っている話です。血圧というのは、年齢に応じて高くならなければいけません。例えば、私はよく年齢に100を足しなさいと言いますので、70歳であれば170くらいあって良いのです。無理やり血圧を下げようとすることのほうが危険です。

これは、リスクとメリットの関係から言ってもおかしい話です。血圧が下がったとしても、心筋梗塞のリスクが少し減るくらいで他は変わりません。この辺りのデータは自分でも調べていただきたいのですが、それより問題なのは、血圧が下がれば下がるほどガンや感染症になる危険が高くなるということです。肺炎、髄膜炎、胆のう炎なども同様です。

さらに言えば、血圧は低ければ低いほどボケます。そして、自立性が下がります。血圧というものはポンプと一緒ですから、高齢になればなるほど血は末梢には行きにくくなります。そこで、圧力を上げて血を行かせようとしているわけですから、下げてしまうと今度は脈を速くすることで代替させようとします。結果的に、ますますからだに負担がかかって何も良いことがありません。ですから、血圧は上がったままで良いのです。

それを無理に下げようとしていること自体が非常に問題です。もし、血圧をもう少し下げたいのであれば、食事で下げなければいけません。それは、塩分制限ということではなく、ニセ物ではない本物の塩に変える必要があります。何よりも、社会毒を避けるということが大事なのです。そうすれば自然に血圧は下がって年齢相応に落ち着いてきます。

コレステロールも同様です。コレステロールも今は220以下が正常と言っていますが、実は220以下が一番死にやすい数字なのです。そうであるにもかかわらず、実際にはコレステロールを下げることしか頭にありません。コレステロールが下がれば下がるほど、ガンや感染症になり高齢者の自立性が著しく下がるというのに……。ですから、コレステロールが一番高い人が、もっともガンにならないのです。これは確かな研究データでわかっていることです。日本人の場合、ガンによる死亡率がすべて右肩上がりです。しかし、先進国ではガンの死亡率は低下傾向です。また、日本と欧米は有病率からして違います。実は、病気になる率が世界で一番高いのが日本人なのです。それをおかしいと思わなければいけません。しかし、絶対に医者はそんなことを言わないでしょう。

逆効果になる薬を飲まされている

他によく出される無駄な薬と言えば、骨粗鬆症の薬です。これもまったく無駄です。日光を浴びて、きちんと食事をしているほうがよほど良いと思いますし、年配の人でもからだを動かすことのほうが大事です。なにしろ、骨粗鬆症の薬で薬価が高いものがたくさんありますが、顎や歯が壊死したりというさまざまな症状が指摘されています。具体的なものとしては、「ファサマック」「ボナロン」「ベネット」などのビスホスホネート系です。これらは、骨が強くならないというデータもあるくらいで、効果もよくわからないような薬はまったく必要ないのです。

また、薬ではありませんが、骨粗鬆症というテーマで言えば牛乳も要注意です。なぜなら、骨粗鬆症を引き起こすことがわかっているからです。牛乳は飲めば飲むほど骨が弱くなります。スウェーデンで大規模な研究データが発表されて有名になり、ついに農林水産省も反応したようですが、以前からそんなことはわかっていました。世界中にそういうデータがあるのです。今回は政府も反応せざるを得なかったというだけの話です。

他にも無駄な薬はたくさんあります。例えば、咳止め（せきど）めです。これも要らない薬の代表格です。本来、人間が咳を出すのはバイキンを外に出すためです。それにもかかわらず、外に出させることをストップすること自体が非常に問題です。咳止めの薬にはヘロインやコカインの親戚みたいな成分も中には入っていますから、他に別の問題も生じてきます。啖止めの薬も、体内のホルモンバランスや血糖のバランスを狂わせるおそれがあります。からだが出そうとしている反応を止めるという薬自体は、意味がないものの代表格と言えるでしょう。

そして胃薬です。これも通院時に処方される無駄な薬の代表格と言えます。漫然と1年、2年、5年と飲んでいる人がたくさんいますが、無駄どころか有害とさえ言えます。実際、多くの胃薬自体には非常に精神作用性があって胃酸も抑えてしまいます。そうすると消化が悪くなります。本来、胃がもたれる一番の理由は、悪い食べ物を食べてしまったことです。それなのに、胃薬によって胃酸が出ることを弱くするのは問題です。そもそも、食べ物が悪いのを無視してはいけません。添加物（てんかぶつ）まみれのものや砂糖まみれのものを食べたら、胃がもたれるのが決まっているのに、そういうことを無視して、胃薬によって麻痺させようとしてしまいます。さらに言えば、胃酸というものが出にくくなるから消化が悪くなるのです。消化が悪くなると、バイキンも入りやすくなってくるし、ウィルスも入りやすくなります。

その結果、食べ物自体の消化が不十分なのに腸に流れていくことで、さまざまな問題が生じておかしくなってくるのです。結局、一時的な潰瘍の出血以外は、胃薬はまったく必要ありません。そのような無駄な薬の代表格なのに、さらにステロイドの副作用止めに胃薬を出したりします。ステロイドそのものが要らないのに、まったく理不尽な話です。それを繰り返しています。つまり、マッチポンプで薬が売られているということなのです。

命に関わってもいない風邪やインフルエンザ、下痢など何でも良いのですが、通院している段階で無駄なことだと基本的にわかります。西洋医学の中で救急時に受けても良いというリストが12ほどあります（第1章参照）。私もこれはやっても良いと思っています。しかし、対症療法が終わったら、その後に西洋医学の薬を飲んでもそれは無駄です。それどころか、結局はまた新しい病気を生み出してしまいます。命に関わらないようなアトピーや風邪、胃腸炎、あるいは不整脈や動悸、パニック障害、精神病なども同様です。精神薬をがぶ飲みしてOD（オーバードーズ）した場合には救急治療があっても良いかもしれませんが、結局はその人間が自分で気づいて精神を良くしないかぎり、また同じようにODを繰り返すことになってしまいます。精神薬は覚醒剤と同じですから、それが処方されているかぎり、やはり同じようにODを繰り返す危険性があるのです。

そのようなことを根本的につきつめていかないと、問題は解決しません。良い例が骨粗鬆症です。繰り返し言いますが、骨粗鬆症の薬を飲んでいる暇があったら、食べ物を見直して、しっかりからだを動かして姿勢を正す……そういうことのほうがずっと重要です。今の時代ですと、逆に難病と言われている病気の場合、何も治療をしないほうが良いという部分も結構あります。むしろ、生活や食習慣をいろいろと見直すと、かなり良くなったりします。間質性肺炎も同様で、私の義父も20年以上何もしないで生きていました。通常5年生きればせいぜい、と言われていたのですが……。ですから、下手に処方された薬を飲むというよりも、そのほうが良かったりします。

必要のない市販薬が多すぎる

ほとんどの家庭には市販薬があると思いますが、私から言わせてもらえば〝全部捨てろ〟です。市販薬で使えるものなど一つもありません。さらに言えば、市販薬のほうが依存性が強いくらいです。ですから、花粉症や風邪で薬局に薬を買いに行くというのは、私からすれば意味不明です。馬鹿の代名詞と言っても過言ではございません。あとは、胃薬と目薬と軟膏（なんこう）です。こんなものを使っても無意味です。しかし、実際にはたいていの人は使っています。そして、市販薬で飲んではいけないものの代表格は栄養ドリンクです。あれは、ただカフェインとアルコールで無理に人を刺激しているだけです。覚醒剤とレベルが一緒なのです。そのような成分を使っているだけですし、入っているビタミンは少量で全然意味ありません。あんな量で実際にすぐ効くわけではないのです。

フッ素入りの歯磨き粉（はみがきこ）も良くありません。塩で磨いていたほうがマシです。しかし、塩で磨くのが嫌だというのなら、比較的古いメーカーだとフッ素や界面活性剤を入れないで歯磨き粉を作っているものがあります。現在ではフッ素などが含まれていない商品もありますから、そういう歯磨き粉を使うほうが安全です。フッ素は、原子番号9の元素で、強力な酸化作用があり、猛毒とされています。フッ素の過剰摂取は、骨のフッ素症（痛みを伴う骨の病気）、脂質異常症（血液中のコレステロールや中性脂肪が異常に多くなる病気）、糖質代謝異常症（血液中の糖分が体内に取り込まれず血糖値が高い状態を継続すること）と関連があるとされています。それだけでなく、フッ素やフッ化物は細胞のガン化促進と脳神経の障害という最も重いこととも関連しています。ですから、特に子どもを守るためには、あらゆるフッ素を避ける努力が必要なのです。

また、市販薬でも通院時に処方される薬でも、無駄な薬のさらなる代表格は痛み止めだと思います。湿布（しっぷ）も同様です。急性の痛みであればまだわからなくもないのですが、頭痛持ちの人が鎮痛薬（ちんつうやく）を飲んでいるとますます頭痛がひどくなります。これは常習性があるから当たり前のことです。さらに、骨折したときに骨がくっつくまでの間に痛み止めを飲んでいるならまだ許せるとしても、頭痛薬を痛み止めだと言って飲んでいるとまた頭痛が起きたら飲まなければならなくなります。痛みの常習性がついてしまい、今度は頭痛がおこる間隔が短くなってしまうのです。それでまた鎮痛薬を飲みたくなる。これを鎮痛薬中毒と言います。市販でヘロインを売っているのとレベルは一緒です。

痛いときは休んでいれば良いのです。しかし現代人は、鎮痛薬を使わないと仕事が回らないなどと言います。仕事と先々の健康のことや命のことを考えれば、どちらが大事だということは理解できるはずなのですが……。ほとんどの人が社会奴隷になっているので、そのような薬を使うのです。社会奴隷になってしまった人たちには、対症療法の薬はとても都合が良いのです。このような例がたくさんあるのに、当人は中毒だと思っていません。しかも、市販で何でも買えますから、これはもう最悪の状況です。すべては麻痺させる薬であり、対症療法の権化の薬です。腰痛に湿布を貼るのも同じです。実際にはその部分はどんどん悪くなります。それでも麻痺させておかなければ気が済まない人がいます。すごく簡単に鎮痛薬の構図を説明すると、血流を拒絶させて行かなくさせているのです。つまり、血行を不良にして患部を麻痺させるというのが、鎮痛薬の基本的な作用です。良くなるのを妨げているだけですから、使わないほうが良いに決まっています。

話を発展させると、私は船瀬俊介さんと共著で『血液の闇』という、輸血は絶対にするなという本を出しています。日本では、１２０万人が輸血を受けています。しかし、輸血という医学洗脳の裏で人々の尊い命が奪われています。被害者たちは何の救済も受けられないまま、その死因は闇に葬られているのが現実です。輸血とは、現在進行形の巨大薬害です。ですから、ガンの手術のときも輸血は不必要なのです。例えば、末期ガンだから血が減っているような話になり安易に輸血されてしまうのですが、輸血すると末期ガンも悪くなるし、手術の成功率も低くなります。すべて悪くなるということがわかっているのです。このように、必要ないのに結局は輸血されてしまう現状を何とかしなければいけません。

医薬部外品の真実

医薬部外品というと、シャンプー、歯磨き剤、シェービングローション、乳液などがあげられます。やはり医薬部外品として考えたときに全部発想は同じで、社会毒がどれだけ入っているかということです。特にケミカルものが問題です。農薬や殺虫剤に関係するものや、添加物に関係するもの、ナノテクノロジーを応用しているもの、界面活性剤を応用しているものなどはかなり危険です。そうではないもののほうが自然にも優しいし、からだにも優しいのです。

他には、保健機能食品である特保(とくほ)商品は嘘の塊(かたまり)です。〝絶対飲んでは駄目〟と強調しておきます。カテキン茶などは本当に嘘の塊みたいなものです。また、特保はデータを適当に作っている場合があります。認定を受けるのに、多額が必要なため今は大きな企業しか特保を取れないようになっていますが、「特保＝信じては駄目」「特保＝嘘」「特保がついていたら買わない」というくらいに思わないといけません。つまり、「特保＝インチキマーク」と思えば良いのです。今の特保マークの最強といえばダイエットコーラなどがありますが、あれがまさに特保の現実を如実に表しています。健康効果のカケラもないと言えるでしょう。油のエコナも同様です。実際に嘘がばれてしまいました。

社会毒の中ではマーガリンがあげられます。つまりトランス脂肪酸です。プラスチックとまったく同じというわけではないのですが、無理やり作った人工の油であることは間違いありません。プラスチックと非常に分子構造が近いわけです。そうすると変性しないということですが、変性したり腐ったりしないということが、どういうことを意味しているのか、誰も真剣に考えようとはしないのです。

からだを悪くする油がある

本来、食材というのはすべて腐ったり枯れたりしていかなければいけません。口の中に運ぶものは本来腐りやすいものなのであり、本来酸化していかなければならないモノなのです。違う言い方をすればそれらの食材にはもともと還元作用があったということにもなります。しかし、今は真逆になっています。プラスチックは溶かしても変性しません。つまり、プラスチックを溶かしたものとマーガリンは非常に近似のものなのです。

「そういうものをなぜ食品に入れるのか」

そういう疑問が出てくるのも当然です。つまり、私が指摘したような成分を入れておくと、大きなプラスチックボトルに入っているスーパーのサラダ油が酸化しないとか変性しづらくなっていると消費者に錯覚させることができるのです。

「あ、この油はまだもっている。大丈夫、色も変わっていないし……」

それで良いと思われてしまうのです。「違う、違う、違います」と声を大に言いたいです。

逆なのです。その油はもともと非常にからだに悪いと言えます。さまざまな病気を引き起こすかもしれません。なにしろ、変性しないのですから。本物の油というのは、ふたを開けて空気に触れると、どんどん酸化します。その油が還元作用を持っているから酸化するわけです。酸化すると、病気が生じやすくなるのは確かです。それだけに、酸化していない油が良い油ということになります。トランス脂肪酸はそうではありません。すでに酸化していて、からだの中に入ると、今度は酸化したままでいるか、あるいは、からだからマイナスイオンを奪うのです。そうすると別の部分をまた傷つけるおそれがあります。

そういう意味でも、トランス脂肪酸や酸化した油というのは駄目なのです。一方で、全部自然から抽出した油というのは基本的に酸化しやすいのですが、だからこそ必ずガラス瓶に入っているのです。しかも、少量ずつ遮光瓶に入っていて光を浴びないようにしています。結局、ふたを開けたらどんなに頑張っても少しずつ酸化するので、そんなに長い間使えないように〝使い切る瓶の大きさ〟になっているのです。さらには、瓶のふたを開けるまでは、空気に触れないような形になっています。すべて理屈にかなっています。

結論として、医薬部外品でも食品でもそうですが、やはり自然のものでないと駄目だということです。それが、健康に一番良いのです。ただし、すべて自然のものだけが良いというナチュラリズムではありません。自然のものでも危険なものはあります。その代表格は細菌類です。つまり、バイキンです。ところが、今はやたらに殺菌剤を振りまくって、バイキンだけを徹底的に殺しています。確かに、バイキンが食材に入ってきにくくなるかもしれませんが、その代わりに別の病気を生み出しているのが現実です。

別の病気とは、ガン、難病、膠原病、精神病などを指します。例えば、食べ物を殺菌すれば大腸菌が減るかもしれませんが、結局のところ、バイキンに触れていないと免疫が下がって、むしろよくわからない感染症になったりするのです。常在菌（じょうざいきん）やいろいろな菌がいないと困る、という現実も一方であります。つまり、兼ね合いが大事であり、なんでもかんでも徹底的に殺菌してしまってはいけないのです。

抗生物質に関して言うと、全否定できない部分があります。何か細菌感染症になったときに抗生物質を部分的に使っても良いと思いますが、今はあまりにも使い過ぎるのです。9割くらいは問題です。ただし、それを使うこと自体は全否定しません。しかし、過敏に殺菌しすぎてはいけません。人間は微生物がいないと健康になれないところもあるのです。そういう意味で、バイキンを殺しすぎないことが重要です。

おわりに

さて、この本の内容をどう利用するかはすべてあなた次第だが、「はじめに」に書いたようになぜ私が今の行動をし、いまだ治療行為をしているのかに触れてみたい。もちろんそれは端的には金を稼ぐためだろうし生活費を稼ぐためではある。しかしそれを主目的になど自分はさらさらしていないし、田舎でひっそり暮らしながらネットで書き込みしているのもいいかなと思ったりもしている。つまりお金などもっと少なくても充実した生活は送れるだろうといつも思う。といいながらほとんどすべての人よりは私のほうが小金持ちではあろうけど。

一つは軍資金的な考え方である。私が自分で稼いだ金はまたもっと自分がやりたい活動に注いでいくだけだ。だから貯金という感覚があまりない。そのあたりは妻に一任しているので何も心配していないだけであり、カネを増やすために、豪奢（ごうしゃ）な家に住むためにやっている感覚はもはやない。ある有名医師は死ぬ時には通帳の貯金をちょうどゼロにするのが目標らしいが、私もそれには同意できるし、余ってしまったら全部娘に譲（ゆず）ればいいだろうくらいにしか考えていない。お金は常に単なる道具であり、これが人間や人生を救ってくれることは微塵もないのに、どんな人間であれマネーの呪縛に取りつかれている。そんな感覚にだけは取りつかれたくないと思うし、現在の自己目的ともかけ離れてしまう。

別の目的としてクリニックなり法人がある理由は、「はじめに」でも述べたように、治療したいという人々の活躍の場を提供することだ。うちのクリニックは様々な分野のスタッフがそろっているが、これはわざと複数種の人をそろえている。治療などというものは本当は「人を治療したい人たち」がやればいいと思うし、私は治療をすべきではないと思っている。私は運命論者ではないが、もし私に運命があるとすれば、それは人を治療することでも病気を治すことでもなく、もっと別のところにすべきことがあると感じている。

しかし私がいまのところ治療行為をしている一番の理由はこれらではない。そうではなくその目的とは「逆工作員作り」である。逆工作員とは何かを説明しなくてはならないが、工作員という言葉自体はよくネットなどで使われる言葉である。業界のスパイとかいう意味合いで使われるが、実際にそういう人はたくさんいるし、ネットや情報業界では立派なビジネスになっている。そして逆工作員とはそういう人たちではなく、定義するなら

「病気をきっかけにこの世界すべての矛盾に気づき、社会の嘘を根底から潰そうとし、地球レベルで立て直そうとするために行動する人々」ということになるだろう。

人間という種族はとにかく自己を正当化する。常に人類は間違っているにもかかわらず、自分や自分が持っている情報が正しいと錯覚している。しかしそんな中で少しだけ自己正当化の罪について気づく人たちがいるのだ。それが「痛い目をみた人たち」であり、「気づいた患者」であり、「気づいた家族」である。患者や家族の多くはまだ自己正当化しているだけの破壊者だが、この世界のすべての嘘に気づいた段階で、やっとその人々は逆工作員の初歩的レベルを超えることになる。そして本質的に言えばこの地球を改革するための闘士の資格を得るわけである。こうやって書いている段階でテロの首謀者のように自分を錯覚してしまうのも面白いが、実際キチガイ医者を名乗っているくらいなので、これでちょうど良いのだと思う。

つまり私のクリニックや薬害研究センターや、その他これから動くかもしれない施設や会社たちとは、逆工作員を作るための養成所なのである。はっきりいって私にとってはその人間が治るかどうかなど二の次だ。そもそも人間は病気になどならないし、病気にならない世界を作るほうがよほど予防医学になるではないか。しかし人々は結局自分のことしか考えていないし、その考えがあるゆえに世界がこうなり、自分が病気になったということにまだ気づいていない。違うい方をすれば病気を語るということは生き方を語ることと同じであり、病気を考えるということは生き方を考えることと同じである。人体が病気になることと地球が病気であることもまた同じである。にもかかわらず人々は病気については考えても、本気で生き方や人類の意味や地球の意味など微塵も考えていない。その傲慢さもまた神とやらが与えたものなのだろうが、その人類に存続の価値などあるのだろうかと私は常に自問自答する。

そして、よく著書の中で私は娘のことを書くが、結局はいつも書いていることにつながっていくだけである。いまのところ人間を治療して逆工作員を作るのは、人類のためではなく娘のためであり娘がこの先住んでいく地球のためでしかない。ここに正義心などが介在するわけもなく、ある意味においてもっともエゴイスティックに考えているだけであり、ある意味においては古代民族や野生の摂理に従っているだけでもある。そして私の仕事はどれだけの影響を日本に与えられるかであって、人を治療することではないと思うのだ。だからこそこのような本も書くし、ずっとこの先も人を治療することは主眼としていない。いずれ必ず治療家はやめることになると確信している。

あなたがもし患者や家族であるならば、せっかくこの本を取ったのだから病気が治るかどうかなどという、つまらない考えは捨ててしまうことだ。実は皮肉なことにその考えに至った人の方が治りやすいというのはよく観察される。運命論的に述べるなら、私の仕事とは人を治療し治すことではなく、多くの日本人に対して気づきを与え行動を促す(うなが)ためにこそあると思う。これは医者になりながらもともと嫌いであり、それでいて結局予防医学的な視点を延々と啓発している段階で、なにか意味があるのかもしれない。だから私に治療法を聞きに来ても本当は意味ないのである。私の前に来る時、得られるものはあなたの思想の逆転でしかないと思うから。

この本はそれを与える具体的なきっかけになると思いまとめた本である。繰り返すがこの本があなたの病気を治す具体的な手法の提示ではなく、あなたの思想が根本的に変わるヒントになることを願っている。

２０１５年３月　　内海聡

漢方の野崎薬局鍼灸院
野崎利晃 ☎058-241-1661
東洋医学　断食　食事療法
不妊や女性疾患の相談など
岐阜県岐阜市芥見大般若2-34-3

日本東洋医学財団
中村司 ☎058-374-6358
東洋医学　中村式温熱療法の提唱者
岐阜県岐阜市忠節町二丁目18番地　中村式温熱事務局　URL http://hyperthermia.asia

一般社団法人ナチュラルメディスン
大沼四廊 ☎052-806-2178
五大免疫療法　鎖骨療法
白血病や血液病などの相談
愛知県名古屋市天白区焼山1-420
フジイビル2F−D

自然派倶楽部 mamas
比嘉真紗子 ☎052-878-3833
ホメオパシー　自然療法
水素還元　TFT 療法
愛知県名古屋市緑区東神の倉3-3511

杏林予防医学研究所
山田豊文 ☎075-252-0008
細胞環境デザイン学　食事療法
栄養療法　断食
京都市中京区釜座通三条上る突抜町809番地
http://kyorin-yobou.net/

ひまわり　心と身体の科学研究所
市川加代子 ☎075-931-6959
自然療法　食事療法　免疫療法
京都府京都市伏見区久我森の宮町15-45

みうらクリニック
三浦直樹 ☎06-6135-5200
自然療法　断食　東洋医学
自律神経調節
大阪府大阪市北区東天満1-7-17東天満ビル9F

ヘルスルネサンス研究所
片岡徹也（正看護師） ☎070-5676-8550
栄養療法　解毒療法　カウンセリング
岡山県倉敷市西阿知町396-1

山口歯科医院
山口論理 ☎0955-46-5470
歯科矯正（バイオブロック・ランパセラピー）咬合治療　ノンメタル治療　ゼロサーチ
佐賀県西松浦郡有田町下本丙447

鈴木内科クリニック
鈴木功 ☎099-278-5797
糖質制限　東洋医学　疼痛外来
更年期外来
鹿児島県鹿児島市福山町193-1

日本アレルギー専門栄養学協会
天坂晴美 ☎0120-557-556
食事療法　アトピーなどの授業や
勉強会を開催
東京都世田谷区上野毛上野毛1-17-6

稲毛エルム歯科クリニック
長尾周格 ☎043-255-8341
糖質制限　予防歯科学　歯科矯正
先住民食の提唱者
千葉県千葉市稲毛区口小仲台7-2-1
マルエツ稲毛店2F

日本ホメオパシー医学協会
由井寅子 ☎03-5797-3073
ホメオパシー　自然食品
インナーチャイルドカウンセリング
東京都世田谷区玉川台2-2-3矢藤第三ビル

からころ堂
小島利恵（正看護師） ☎025-542-0179
ホメオパシー　自然療法　妊娠、出産、
育児に際する心とカラダの相談など
新潟県上越市岩木2105-38　1F
tencherry.net/wp

豊受クリニック
高野弘之 ☎03-5797-2702
小児科　ホメオパシー　自然療法
世田谷区玉川台2-2-3 矢藤第3ビル1F

体質改善ホリスティックサロンRN(アールエヌ)
渡邉律子 ☎090-1417-5847
オイルマッサージ　オーダーメイド解毒
プログラム　食事療法
静岡県御殿場市中山
(富士岡駅前、予約時に詳細をお伝えします)

辻クリニック
辻直樹 ☎03-3221-2551
水素水療法　食事療法　栄養療法
アンチエイジング
東京都千代田区麹町6-6-1

お子様の不登校、ひきこもりの解決策提案サロン
甲斐由美子 ☎090-9924-7773
不登校　引きこもり　家族療法
出張カウンセリング
静岡県御殿場市萩原767-14

ゲシュタルト研究所　マザーアロマ
砂沢佚枝 ☎03-3986-2420
食事療法　腸もみ運動
腸疾患全般の相談　自律神経調節
東京都豊島区南大塚3-34-6南大塚エースビル1F

Holistic care salon 香りの森 doze(ドウズ)
吉田めぐみ ☎090-3957-5654
ナチュロパシー　デトックスの為のリフ
レクソロジー　マッサージ
静岡県田方郡函南町間宮(予約時に詳細をお伝えします)

日本ビジュアル分析学協会
猪狩有美(旧名 原田惟仁) ☎090-6790-4454
癌や鬱やアレルギーなど女性相談全般
ホメオパシー　ビジュアル分析学創始者
神奈川県茅ヶ崎市（出張の相談あり）
URL http://bijyubun.jp

松田医院　和漢堂
松田史彦 ☎0964-28-3331
東洋医学　栄養療法　自律神経免疫療法
矢追インパクト療法
熊本県熊本市南区城南町藤山360-2

付記

おススメクリニック・治療院・セラピスト一覧

こちらは内海の独断と偏見によるお勧めのクリニックや施設一覧です。この方々以外にもお勧めしたい方はいらっしゃいますが、ページの都合で書き切ることができません。また、これらのクリニックやセラピストは、全員が断薬に協力してくれるわけではありません。資格上は、医師や薬剤師でないと薬の相談を受けることはできませんし、あくまでもおススメであって患者や患者家族の思い通りになるとは限らないこと、様々な業種や手法論の紹介であることをご了承ください。詳しくは電話などでやり取りの上、自分たちで最終的に判断していただくことが必要です。またほとんどのクリニックや施設において、健康保険などが使えないこともご承知おきください。

昇仙堂
米澤浩 ☎090-6699-9445
らせんそう流整体法　メンタルケア
断食　セルフメンテナンス
北海道旭川市神楽4-13-3-4
FBページ https://www.facebook.com　shousendow.com.naorutiryousinoirubasyo

栄養医学研究所
佐藤章夫 ☎049-265-3608
食事療法　栄養療法　ミネラル学
埼玉県川越市野田町2-2-1

くすりの厚生会　快癒堂漢方
岩本益宏 ☎017-722-4421
東洋医学　漢方
不妊や女性疾患の相談など
青森県青森市安方1-3-3 カイマビルディング1F

小峰歯科医院
小峰一雄 ☎0493-66-1118
食事療法　栄養療法　糖質制限　ドッグベストセメント法（抜かない虫歯治療）
埼玉県比企郡ときがわ町玉川2469

池田レディスクリニック
池田史郎 ☎0172-29-2055
食事療法　オーリング
不妊や女性疾患の高度先進治療
青森県弘前市高田5-7-7

国際ブレインアップデート協会
田中信二 ☎03-6426-0502
キネシオロジー　タッチフォーヘルス
量子医学　音叉療法
東京都江東区青梅2-7-4　the SOHO 10F
1034号室

内海 聡◉うつみ・さとる

Tokyo DD Clinic院長。内科医。1974年、兵庫県生まれ。筑波大学医学専門群卒業。東京女子医科大学附属東洋医学研究所研究員、東京警察病院消化器内科医、牛久東洋医学クリニック院長を経て、2013年Tokyo DD Clinicを開業。NPO法人薬害研究センター理事長。主な著書は『精神科は今日も、やりたい放題』『医学不要論』『血液の闇』『医者とおかんの「社会毒」研究』『子どもを病気にする親、健康にする親』など。近著には『歴史の真相と、大麻の正体』がある。

[断薬]のススメ

2015年 3 月25日　初版第1刷発行
2024年10月10日　初版第5刷発行

著　者　内海聡

発行者　鈴木康成

発行所　KKベストセラーズ
〒112-0013 東京都文京区音羽1-15-15
シティ音羽2階
電話 03-6304-1832（編集）
03-6304-1603（営業）
https://www.bestsellers.co.jp

印刷・製本　錦明印刷株式会社

D T P　株式会社三協美術

デザイン　齋藤ひさの（STUDIO BEAT）

編集協力　粕谷義和（収穫社）

ISBN 978-4-584-13630-0　C0095